Gabriele Eckert

Wenn Fische fliegen...

Die Chinesische Quantum Methode

Verlag WeiterSein

Bönnigheim

Bibliografische Information der Deutschen Nationalbibliothek:
Die Deutsche Nationalbibliothek verzeichnet diese Publikation in
der Deutschen Nationalbibliografie; detaillierte bibliografische Da-
ten sind im Internet über http://dnb.d-nb.de abrufbar.

Verlag WeiterSein
Robert-Bosch-Straße 5
74357 Bönnigheim
Deutschland

ISBN: 978-3-942534-00-0

4. Auflage 2012

Copyright © 2010 Verlag WeiterSein

Umschlaggestaltung: MP&P, Zoran Velickovic

Foto Gabriele Eckert: Constanze Wild

Redaktion und textliche Beratung: Karen Christine Angermayer

Lektorat: Dorothea Schmitz

Layout: MP&P, Gerhard Plieninger

Druck und Bindung: kubbli print pos pack

Printed in Germany

Inhalt

Vorbemerkungen des Verlags:

Die in diesem Buch dargestellte Methode sowie alle Übungen, Anregungen und Literaturhinweise wurden nach bestem Wissen erstellt und mit größtmöglicher Sorgfalt überprüft.

Sie bieten jedoch keinen Ersatz für professionellen medizinischen oder psychologischen Rat.

Jede Leserin und jeder Leser ist für das eigene Tun und Lassen weiterhin selbst verantwortlich.

Weder die Autorin, noch der Verlag und auch keiner der weiteren an der Buchentstehung Beteiligten oder im Buch vorkommenden Personen beabsichtigen, Diagnosen zu stellen oder Therapieempfehlungen zu geben.

Für eventuelle Nachteile oder Schäden, die aus den im Buch gegebenen praktischen oder theoretischen Hinweisen resultieren, wird keinerlei Form von Haftung übernommen.

Alle Namen in Fallbeispielen und persönlichen Berichten wurden redaktionell geändert.

Prolog:

Wie ich in die nichtsichtbare Welt entführt wurde

„Klick" machte es plötzlich in meinem Kopf.

Auf einmal fühlte sich meine Welt anders an als vorher.

Dabei war doch äußerlich alles gleich geblieben: Meine Familie, meine Freunde, die Lehrer in der Schule. Alle sahen genauso aus und verhielten sich so wie immer. Doch in mir war etwas passiert. Etwas, von dem es kein Zurück mehr gab.

Es war, als ob hinter den Dingen und Menschen plötzlich viel mehr lag, als von außen sichtbar war. Als wäre hinter allem und jedem eine Tür, die jetzt geöffnet war und hinter der es weiter ging und weiter, unendlich weit ...

Wie konnte das passieren? Ich hatte doch nur ein Buch gelesen!

Ja, ich hatte ein Buch gelesen. Aber nicht irgendeins.

Ich war zwölf Jahre alt und in der siebten Klasse im Gymnasium, als ich am schwarzen Brett von einer Literatur AG las.

Literatur. Das klang abgehoben. Das klang besonders. Das klang gebildet. Und gebildet, das wollte ich sein, damals, als Teenager, auch wenn man dafür zwei Stunden länger in der Schule bleiben musste.

Literatur. Das klang nach diesen Büchern, die ich in der Bibliothek des Vaters meiner Freundin Birgit gesehen hatte und von denen wir kein einziges zu Hause hatten.

Ich meldete mich zu dieser Literatur AG an. Doch zu meiner großen Überraschung lasen wir keines der Bücher, die ich bei Birgits Vater im Regal gesehen hatte. Wir lasen keinen Goethe, keinen Schiller und auch keinen Hesse, sondern wir lasen etwas ganz anderes: „Leben nach dem Tod" von Dr. Raymond A. Moody.

Starker Tobak für ein zwölfjähriges Mädchen vom Land würde ich heute sagen. Das Buch handelte von den vielen Gesprächen, die Moody als Arzt mit Menschen geführt hatte, die für „klinisch tot" erklärt worden waren, z.b. nach einer komplizierten Operation, einem schweren Unfall oder einer unheilbaren Krankheit.

Alle Befragten berichteten darüber, wie sie nach dem klinischen Tod ihren Körper verließen und von weißem Licht umfangen wurden. Für alle war es eine sehr angenehme, liebevolle Erfahrung, die sie beruhigte und ihnen endgültig die Angst vor dem Sterben nahm.

So, wie diese vielen verschiedenen Menschen es erzählten – und sie erzählten es erstaunlicherweise alle fast identisch – schien es mir die plausibelste Erklärung dafür zu sein, was passiert, wenn wir sterben bzw. wenn unser Körper stirbt.

„Klick" machte es in meinem Kopf. Die Eierschale meines Denkens und Glaubens, die mich vorher warm und vertraut eingehüllt hatte, war aufgepickt. Ein Stück neuen Horizonts tat sich auf, noch nebulös und undurchsichtig, was mich einerseits verunsicherte, mir aber gleichzeitig ein freudiges Prickeln im Bauch verursachte.

So war das also nach dem Tod. Wir starben zwar, aber wir waren nicht tot, sondern es ging weiter. Ja, klar, nur so konnte es sein!

Begeistert lief ich nach Hause und wollte über all das sprechen, was ich gerade entdeckt hatte. Doch meine Mutter glaubte mir nicht. Sie meinte, nach dem Tod sei alles vorbei. Schluss. Aus.

Zu meinem Glück konnte ich sie trotzdem davon überzeugen, mir ein Exemplar von „Leben nach dem Tod" zu kaufen, dessen amerikanischer Originaltitel noch treffender ist: „Life after Life".

„Klick."

Die Geschichten in diesem Buch ließen mich nicht mehr los. Jede einzelne hatte sich tief in mein Innerstes eingegraben. Jede Seite des Buches, jede Stunde in der Literatur AG entführten mich und mein Leben mehr und mehr in eine Richtung, die mir neu war, fremd, weil ich davon zu Hause noch nie etwas gehört hatte.

Schon bald wurde es richtig philosophisch:

Wie funktioniert die Welt?

Wie funktioniert unser Leben?

Wie gehen wir als Menschen in Interaktion mit anderen Menschen, mit der Erde, der Natur und den Tieren?

Und woher wissen wir, wer wir sind und warum wir gerade an der Stelle sind, an der wir leben?

Wie kommt es, dass ich „ich" bin, Gabriele, und nicht Claudia?

Und woher weiß ich, dass ich Gabriele bin und nicht Claudia?

Und wer oder was bin ich eigentlich?

Woher komme ich und wohin gehe ich, wenn ich die materielle Welt wieder verlasse?

Frau Klingenberg, unsere strenge Lehrerin, zeigte uns, wie Hegel die Welt gesehen hatte, und zeichnete zwei in die Breite gezogene Wolken in einem Abstand von etwa fünfzehn Zentimetern übereinander.

An die obere Wolke schrieb sie: „Immaterielle Welt projiziert alle Ideen in die materielle Welt". An die untere Wolke schrieb sie: „Materielle Welt erhält alle Informationen aus der immateriellen Welt".

Von der oberen zur unteren Wolke zeichnete sie viele Pfeile, die bedeuteten, dass sich aus der immateriellen Welt alles, restlos alles, auf die materielle Welt projizierte. Hegel für Zwölfjährige.

Ich verstand: Alles, was ich als Mensch wahrnehme und erlebe, alles, was sich in meiner Realität abspielt und geschieht, hat eine Entsprechung, sozusagen ein Vor-Bild, auf der immateriellen Ebene.

Und ich kam zu dem Schluss: Wenn alles, was geschieht, eine Projektion aus der immateriellen Welt ist, dann bin ich selbst auch eine Projektion aus der immateriellen Welt! Aber wer oder was ist das, der da wild vor sich hin projiziert? Woraus besteht diese mysteriöse immaterielle Welt und wo ist sie?

Fragen über Fragen drängten sich mir auf. Ich begann, gedanklich alles auseinanderzunehmen und zu hinterfragen, was meine Welt als Zwölfjährige beinhaltete.

„Stimmt das? Woher weißt du das?", waren zu der Zeit meine beiden Lieblingsfragen. Sehr zum Leidwesen meiner Eltern. Denn über „gewisse" Dinge, wie zum Beispiel darüber, ob es nach dem Tod mit uns weiterging, sprach man nicht. Das war nicht diskutabel. Mehr noch: Es war tabu.

Doch die Fragen hörten nicht auf. Sie begleiteten mich über den ganzen Rest meiner Schulzeit. Allerdings schien ich die Einzige zu sein, die so dachte. Wann immer ich den Mund aufmachte, um mich mit anderen darüber auszutauschen, wurde ich belächelt oder erntete komische Blicke.

„Die anderen denken bestimmt, ich bin verrückt und dann muss ich in die Irrenanstalt", dachte ich. Das wollte ich nicht und so ließ ich mir lange Zeit nichts von alledem anmerken, was mir im Kopf herum spukte, sondern experimentierte im Stillen und nur für mich damit herum.

Und dann kam der Tag, an dem wir diesen Deutschaufsatz schrieben.

Ich saß auf meinem Platz im Klassenzimmer, dachte an das Zwei-Wolken-Modell und fragte mich:

Wie kann ich diese Ideen aus der immateriellen Welt dazu nutzen, um einen guten Aufsatz zu schreiben?

Denn wenn das alles stimmte, was uns Frau Klingenberg erzählt hatte, dann könnten „die da oben" aus der immateriellen Welt mir doch einfach einen guten Text in den Kopf spielen, den ich aufschreiben würde. Das einzige, was ich tun müsste, wäre aufzupassen, dass ich nichts verpasste.

Das war die Idee! In meiner kindlichen Vorstellung war mir völlig klar, dass es so funktionieren musste.

Wir bekamen unsere Aufgabenblätter. Aus den verschiedenen Themen, die zur Auswahl standen, wählte ich das Thema „Freiheit und Zwänge". Ich setzte mich ganz ruhig hin. Meine Absicht war, die Gedanken von „denen da oben" zu erkennen und aufs Papier zu bringen, ohne etwas zu verpassen. Und auf einmal kam etwas. Wörter, Gedanken, ganze Sätze ... Ich setzte meinen Füller aufs Papier und schrieb los. Wort für Wort. Zeile für Zeile.

Etwa eineinhalb Stunden später erwachte ich aus dieser Trance und las mir durch, was ich geschrieben hatte. „Freiheit und Zwänge. Alles eine Frage der Sichtweise", stand da. „Ich kann mich genötigt fühlen, etwas zu tun, oder ich kann die freie Entscheidung treffen, etwas, das ich angeblich tun muss, mit Lust und Begeisterung zu tun. Wenn ich das tue, dann habe ich alle Freiheit und bin niemals Zwängen ausgesetzt."

Das sollte ich geschrieben haben? Das war ja fantastisch!

Ich hatte keine Gelegenheit, lange darüber nachzudenken, was gerade passiert war, denn die Zeit war um und wir mussten unsere Arbeitshefte abgeben. Beschwingt verließ ich das Klassenzimmer. Ich hatte keine Lust, mit den anderen über die Arbeit zu sprechen, denn so, wie es aussah, war ich die Einzige, die über Freiheit und Zwänge geschrieben hatte. Die anderen fanden das Thema zu „spinnig".

Ich dagegen fühlte mich so gut, dass ich am liebsten Luftsprünge gemacht hätte. Es hatte geklappt. Ich hatte die geistige Welt entdeckt! Wer immer da oben war, hatte mir alle Informationen, die ich brauchte, in den Kopf gespielt. Ich hatte überhaupt nicht nachdenken müssen, was ich schreiben sollte, sondern „es" hatte einfach geschrieben! In meinem Kopf und in meinem Herzen war eine Hitze wie im Hochsommer.

Eine Woche später bekamen wir die Klassenarbeit zurück. Mit zitternden Händen schlug ich mein Heft auf – und stieß einen Schrei aus. Eine glatte Eins stand unter der Arbeit.

Ich konnte niemandem beschreiben, was passiert war. Und ich konnte auch niemanden fragen, warum das passiert war.

Erst viele Jahre, Seminare und Lehrer später lernte ich, was ich damals als Zwölfjährige während des Deutschaufsatzes getan hatte: Ich hatte meine Gehirnfrequenz auf die sogenannte Alphastufe abgesenkt. Das ist der Frequenzbereich von 7 bis 14 Hz, den jeder Mensch kurz vor dem Einschlafen und kurz nach dem Aufwachen auf ganz natürliche Weise durchläuft.

Dieser Zustand öffnet das Tor zu Informationen, zu denen wir mit unserem Tagesbewusstsein, das bei den meisten Menschen zwischen 14 und 21 Hz liegt, keinen Zugang haben.

Vielleicht kennen Sie das Phänomen der „Geistesblitze": Diese intuitiven Eingebungen und Ideen, die scheinbar aus dem Nichts kommen, aber auf elegante Weise genau das Problem lösen, mit dem wir gerade beschäftigt sind?

Das sind die Momente, in denen sich unser Gehirn für wenige Sekunden auf die Alpha-Frequenz absenkt. Die Hirnforschung hat herausgefunden, dass unser Gehirn dies mehrmals täglich ganz automatisch macht. Sie ist diesem Phänomen und den damit verbundenen Möglichkeiten schon lange auf der Spur. Und auch alle kreativ arbeitenden Menschen wie z.B. Künstler, Autoren, Musiker oder Erfinder machen sich diesen Zustand zunutze, mehr oder weniger bewusst.

Ich als Zwölfjährige war also in Alpha gerutscht, ohne es zu wissen.

Dieses Erlebnis hat mich so beeindruckt und geprägt, dass ich den Moment aus der Deutschstunde so oft wie möglich wiederholen wollte. Immer, wenn ich vor einer besonderen oder schwierigen Aufgabe in meinem Leben stand, versuchte ich, erneut in diese tiefe Entspannung zu gelangen und mir die nötigen Schritte einfach „diktieren" zu lassen.

Gelang es mir, waren die Ergebnisse brillant. Gelang es mir nicht, war ich schwer enttäuscht.

„Warum geht das nicht immer?", fragte ich mich dann. „Warum kann ich mich nicht immer entspannen, wenn ich es mir vornehme?"

Diese Frage führte mich zu einer weiteren Frage und damit zu meiner Lebensaufgabe:

Warum tun wir manchmal Dinge, die wir nicht tun wollen?

Warum erreichen wir manche Ziele nicht (vollständige Gesundheit, eine erfüllende Partnerschaft, ein gut gefülltes Bankkonto), obwohl wir uns wer weiß wie dafür anstrengen?

Es hat viele Jahre gedauert, bis ich die Antworten darauf fand.

Auf der Suche danach habe ich unzählige Seminare besucht, Wissenschaftler und spirituelle Lehrer aus der ganzen Welt befragt und Regalwände voller Bücher aus den verschiedensten Lebensbereichen in mich aufgesogen. Sie alle haben die Eierschale in meinem Kopf immer weiter aufgeklopft und mein Wissen mehr und mehr vertieft und verfeinert.

Nicht alles davon war angenehm. Manches hat mich und mein Weltbild ohne Vorwarnung komplett auf den Kopf gestellt und heftig durchgeschüttelt. Und das eine oder andere ist für mich heute noch unglaublich. Dabei ist alles genau so passiert. Doch davon später mehr.

Wenn ich zurückblicke, dann erscheint es mir so, als ob alles, was sich seit diesem Deutschaufsatz in meinem Leben ereignet hat, notwendigerweise zu einem einzigen Resultat geführt hat: Die Chinesische Quantum Methode (kurz: CQM) in die Welt zu bringen.

Was das genau ist und welche Erfahrungen und Erlebnisse ich hatte, um CQM so zu vermitteln, wie ich es heute tue, davon möchte ich Ihnen in diesem Buch erzählen.

Lassen Sie sich einfach führen und entführen, so wie ich damals durch Raymond A. Moodys Buch entführt wurde, in eine Welt, die ganz anders war als mein normaler Alltag (was immer das ist).

Manches wird Ihnen anfangs vielleicht ein bisschen komisch vorkommen. Merkwürdig. Versponnen. Oder sogar völlig verrückt.

Erinnern Sie sich an das erste Mal, als Sie auf einem Fahrrad oder hinter dem Steuer eines Autos saßen? Das fühlte sich auch erst einmal ziemlich seltsam an, oder?

Alles, was wir ganz neu lernen, ist am Anfang seltsam. Weil es ungewohnt ist. Weil wir noch keine Referenzerfahrung haben, mit der wir dieses Geschehen vergleichen können. Und weil wir nicht wissen, wohin uns das alles führt. Bis wir eines Tages, frei von Stützrädern und ohne Fahrlehrer, durchstarten und bis zur nächsten Eisdiele oder in die Diskothek fahren, als hätten wir nie etwas anderes gemacht.

Genau so ist es mit unserem Denken und unserem Weltbild. Wir fühlen uns sicher und vertraut mit dem, was uns jahrelang oder jahrzehntelang umgeben hat. Weil es die Eltern gesagt haben, die Lehrer, der Pfarrer, der Arzt, der Bundeskanzler oder wer auch immer. Und plötzlich kommt jemand und sagt: „Du, das Ganze geht auch anders!". Dann fühlt sich das für die meisten Menschen erst einmal so an, als wäre in ihrem Leben kein Stein mehr auf dem anderen. Ungefähr so ging es mir ja nach dem Erlebnis mit dem Deutschaufsatz.

Damals, als Zwölfjährige, wurde ich für meine Fragen und Ansichten belächelt. Heute halte ich an mehr als 200 Tagen im Jahr Seminare und Erlebnisabende vor Hunderten von Menschen in ganz Deutschland, Österreich, der Schweiz und in Europa. Und es passieren Dinge in meinem Alltag, die andere als Wunder bezeichnen würden.

„Ich bin ein neuer Mensch!"

„Ich fühle mich auf einmal total frei und leicht!"

„Meine Rückenschmerzen sind weg – zum ersten Mal seit Jahren!"

Das und mehr sagen Menschen, die auf einem CQM Erlebnisabend oder in einem Seminar waren.

Und sie sind keine Ausnahmen. Seit dem ersten Seminar im Jahr 2003 hat CQM Tausenden von Menschen zu mehr Lebendigkeit verholfen, so viele Beziehungen gerettet und berufliche Karrieren gestartet … Es hört sich unglaublich an. Wie ein Wunder. Wie etwas, das doch gar nicht sein kann angesichts der Umstände, die uns „da draußen" umgeben. Und doch ist es so.

Wenn ich jetzt gerade in diesem Moment an Ihrer Stelle wäre und einen Wunsch frei hätte, dann wäre es der, dieses Buch mit der größtmöglichen Offenheit zu lesen, die ich innerlich aufbringen kann.

Denn genau das wünsche ich mir für Sie: Dass Sie beim Lesen so offen wie möglich bleiben für neue Entdeckungen. Wie in einem schönen Urlaub, in dem uns niemand zu irgendetwas drängt, sondern wir ganz entspannt und frei durch neue, verlockende Gegenden schlendern, ohne Zeitplan, ohne festes Programm, ohne eine Zielvorgabe, die ein anderer gesetzt hat.

Wenn es Ihnen die Reise leichter macht, lesen Sie dieses Buch ruhig wie einen Roman. Wer von uns hat nicht schon aus einer fiktionalen Geschichte eine wichtige Erkenntnis für sich und sein Leben gezogen?

Denn nur darum geht es mir: Meine vielen gesammelten Erlebnisse und Erfahrungen der letzten Jahrzehnte mit Ihnen zu teilen und sie Ihnen wie eine große Schatzkiste anzubieten. Sie erinnern sich? Pippi Langstrumpf hatte so eine Kiste auf dem Speicher. Sie war randvoll mit Goldstücken und sie wurde niemals leer.

Also: Machen Sie die Kiste auf, greifen Sie mit vollen Armen hinein und nehmen Sie heraus, was Sie persönlich gut und wertvoll finden. Denn es gibt nicht nur ein Leben *nach* dem Tod, sondern auch ein Leben *vor* dem Tod.

Viel Spaß beim Lesen und Leben!

Herzlichst
Ihre Gabriele Eckert
Bönnigheim, im März 2010

1

Wie wir das Programm „lebenstraum.exe" installieren und zum Laufen bringen

Systemcrash

Letzten Sommer sprach mich ein junger Mann in der Mittagspause eines CQM Seminars an. Er hieß Jens, war Mitte Dreißig, sehr dynamisch, sportlich und kontaktfreudig. Jens war Jurist und seit elf Jahren für eine internationale Wirtschaftskanzlei tätig. Er lebte in einem schönen Haus, hatte zwei Kinder im Vorschulalter und auch sonst alles, was er zum Leben brauchte.

Jens erzählte mir, dass er vor kurzem einen Systemcrash gehabt hatte: Er hatte plötzlich festgestellt, dass ihm die Arbeit nichts mehr bedeutete, die elf Jahre lang sein Ein und Alles gewesen war und für die er seine Frau, seine Kinder und seine Freunde immer wieder vertröstet hatte und sich stattdessen die Nächte um die Ohren schlug.

Alles, was er früher für „Erfolg" gehalten hatte, wie z.B. Verträge für seine Kunden aufzusetzen, die vor jedem Gericht wasserfest waren, in den Akten der gegnerischen Partei Fehler aufzudecken, vor Gericht brillant zu argumentieren, damit seine Mandanten von der Anklage freigesprochen wurden, Gerichtsverfahren zu gewinnen ... All das, was früher richtig und wichtig für ihn gewesen war, bedeutete ihm nichts mehr.

Mitten in dieser Phase, in der er alles in Frage stellte, lernte er CQM kennen. Und CQM, so sagte er mir an der Kaffeebar des Hotels, hätte ihm dabei geholfen, diesen großen Veränderungsprozess durchzustehen und sich über seine neuen Ziele und Bedürfnisse klar zu werden.

Er würde jetzt seiner Frau und seinen Kindern viel mehr Lebenszeit einräumen. Sie würden alle zusammen für eine Weile wegfahren und er würde auch beruflich einiges anders angehen. Denn mit CQM, so meinte er, sei es viel effektiver, die gegenseitigen Anschuldigungen der Mandanten auf der energetischen Ebene zu beheben, dann sei in den meisten Fällen gar kein Gerichtsverfahren mehr nötig.

Systemcrash. Das ist Computerdeutsch und steht für Situationen, wie Jens sie in seinem Job erlebte: Der Computer steht, die Programme sind zwar noch geöffnet, aber Tastatur und Maus nehmen keinerlei Kommando mehr an. Netterweise können Sie vielleicht noch auf dem Bildschirm sehen, woran Sie gerade gearbeitet haben. Im schlimmsten Fall haben Sie nur noch Zeichensalat vor sich oder einen schwarzen Bildschirm. Nichts geht mehr.

Bei unserem Rechner ziehen wir dann in der Regel den Stecker, warten ein paar Minuten, stecken ihn wieder ein und starten neu.

Aber funktioniert das auch bei Menschen?

Haben Sie schon mal spontan Ihren Stecker gezogen, Ihr Betriebssystem neu gestartet und Ihr Leben mal eben wieder zum Laufen gebracht, nachdem sich Ihre Gesundheit aufgehängt hatte, Ihre Beziehung in die Brüche gegangen war oder Ihre Finanzen total abgestürzt waren?

Nicht so einfach, oder?

Was tun wir in den meisten Fällen? Zum Arzt rennen? Zum Psychologen? Zum Scheidungsanwalt? Zur Bank? Oder zur

Schuldnerberatung?

Was macht man, wenn einen morgens im Spiegel jemand anschaut, den man nicht mehr kennt, oder wenn man seine eigene Visitenkarte in der Hand hält, die sich plötzlich anfühlt wie die Niete aus einer Lostrommel?

Eine Möglichkeit ist: Man macht einfach so weiter wie bisher. Den Nachbarn geht's ja schließlich auch nicht so gut, den Kollegen ebenfalls nicht. Mit dem Chef will man auch nicht tauschen, dessen Gehalt zwar mehr Stellen vor dem Komma hat, der aber dafür schon zweimal geschieden ist und drei Herz-OPs hinter sich hat. Und das eine oder andere Zipperlein liegt sowieso in der Familie, da kommt man nicht dran vorbei.

Also Zähne zusammenbeißen und durch. Das bisschen Mobbing am Arbeitsplatz, das kleine Magengeschwür und der Stress mit dem Partner, wenn man abends total geschafft nach Hause kommt ... Ganz normal. Geht schon irgendwie.

Oder geht's auch anders?

Gibt es da vielleicht was, das uns vor einem Systemcrash bewahren kann? Eine Art Antiviren-Software für alles, was es auf ein „erfülltes Leben" abgesehen hat? Oder eine leistungsstarke Firewall[1], die unsere Wünsche und Träume vor unerlaubten Zugriffen schützt und so dafür sorgt, dass sie endlich wahr werden können?

Ja. Das gibt es. Auch wenn Ihnen das in diesem Moment noch ziemlich unglaublich vorkommt. Sie werden im Verlauf dieses Buches eine Menge Leute kennen lernen, denen so einiges unglaublich vorkam, bevor sie beschlossen, dass es eigentlich ganz normal ist.

---

1 Begriff aus der Computersprache, von engl. firewall (=Brandmauer). Eine Firewall überwacht den durch sie hindurch laufenden Datenverkehr und entscheidet anhand →

Zur Vorbeugung gegen Ihren persönlichen Systemcrash und seine „Nebenwirkungen" (Unzufriedenheit, Unerfülltheit, Bauchschmerzen auf dem Weg zur Arbeit, Ebbe im Geldbeutel, Flaute in der Partnerschaft u.v.m.) empfehle ich Ihnen folgende Übung. Machen Sie sie bitte, bevor Sie weiterlesen.

festgelegter Regeln, ob bestimmte Netzwerkpakete durchgelassen werden oder nicht. (Quelle: Wikipedia)

Die Löffel-Liste (Übung)

Alles, was Sie dazu brauchen, sind ein Blatt Papier, ein Stift und ein paar Minuten Zeit.

Schreiben Sie untereinander 20 Dinge auf, die Sie in Ihrem normalen Tages- oder Monatsablauf tun.

Tun Sie sich den Gefallen und machen Sie die Übung erst, bevor Sie weiterlesen.

STOPP!

Blättern Sie wirklich erst um, wenn Sie die 20 Dinge notiert haben.

25

Haben Sie Ihre Liste geschrieben? Ja?

Bewerten Sie jetzt auf einer Skala von 1 bis 10, wie erfüllt Sie von diesen Dingen sind, die Sie den ganzen Tag tun. 1 bedeutet „keine Erfüllung", 10 bedeutet „höchste Erfüllung".

Und, wie sieht es aus mit Ihrer Liste? Wie oft sehen Sie die 1, wie oft die 10?

Die 10 überwiegt? Gratuliere! Sie verbringen also den Großteil Ihrer Tage mit Tätigkeiten, die Sie erfüllen.

Die Zahlen von 1 bis 4 sind in der Überzahl? Dann sieht es so aus, als seien Ihre Tage und Wochen voll von Dingen, die getan werden müssen, ohne dass Sie eine innere Befriedigung dabei verspüren oder das Gefühl, einen echten Beitrag zu leisten.

Drehen Sie nun das Blatt um und notieren Sie darauf 20 Dinge, die Sie in diesem Leben unbedingt noch tun wollen. Das ist Ihre persönliche Löffel-Liste: Die Liste mit all den Dingen, die Sie unbedingt noch tun wollen, bevor Sie eines Tages den Löffel abgeben.

Nein, nicht weiterlesen. Erst die 20 Dinge notieren!

Wenn Sie damit fertig sind, bewerten Sie auch hier wieder auf einer Skala von 1 bis 10, wie hoch der Erfüllungsfaktor der einzelnen Punkte ist.

Und, taucht die 10 inzwischen deutlich öfter auf?

Wenn Sie gerne Filme schauen, dann empfehle ich Ihnen „Das Beste kommt zum Schluss" mit Jack Nicholson und Morgan Freeman. Darin kommt die Löffel-Liste vor. Die beiden

Herren erhalten zeitgleich die Diagnose eines Hirntumors. Wie sie damit umgehen und was sie alles zusammen erleben, um die Löffel-Liste zu erfüllen, ist eine heitere und inspirierende Ode an das Leben, die beweist, dass es keine bessere Zeit gibt als das Hier und Jetzt.

Was hält Sie davon ab, Ihre Löffel-Liste schon jetzt zu leben? Eine ganze Menge?

Dann möchte ich Sie an dieser Stelle warnen:
Es kann sein, dass Sie nach der Lektüre dieses Buches den Wunsch haben, Ihr Leben zu ändern.

Und ich meine nicht nur „ein bisschen ändern", sondern komplett. Ungefähr so, dass die Nachbarn sagen „Was ist denn mit dem/der los?" und Sie für eine ganze Weile argwöhnisch beäugen.

Wenn Sie das aushalten können, dann lesen Sie weiter.

Wenn Sie es sich allerdings in Ihrem Leben schon so richtig gemütlich gemacht haben und Ihnen gar nicht mehr auffällt, dass Sie geschieden sind oder kurz davor, dass Ihre Bandscheiben nicht mehr da sitzen, wo sie hingehören, Ihr Gehirn am liebsten im Leerlauf vor sich hin dämmert und Ihre Finanzen Ihnen regelmäßig den Blutdruck in die Höhe und die Tränen in die Augen treiben - dann lassen Sie lieber die Finger von diesem Buch.

Ich gebe Ihnen einen Moment Zeit, um darüber nachzudenken. Ab der nächsten Seite können Sie nicht mehr zurück.

Entscheiden Sie sich – JETZT.

Der Mensch: Ein Computer mit der Lizenz zur Lebendigkeit

In Japan gibt es Manager, die den Großteil Ihres Tages damit verbringen, eine perfekte Kopie von sich selbst zu bauen, und zwar in Form eines Roboters.

Diese Robotermanager sitzen bei wichtigen Meetings bereits mit am Tisch. Ehrlich gesagt habe ich schon lange das Gefühl, dass wir von fremdgesteuerten Robotern regiert werden, jetzt ist es endlich offiziell.

Das Herz eines Roboters ist ein Computer. Und tatsächlich gibt es einige Dinge, in denen Computer mit uns Menschen verwandt sind, wenn auch zum Glück nicht in allen. Ich stelle mir gerade vor, wie eine Roboterfrau zu einer anderen Roboterfrau sagt: „Sag's nicht weiter, aber ich hab den Orgasmus mit R-2-D-2 nur vorgetäuscht. Ich habe da ein tolles Simulationsprogramm auf meiner Festplatte gefunden."

Ein Computer besteht aus einem Gehäuse aus Kunststoff oder Metall, dazu ein paar Halbleiterchips und Kondensatoren, einem Bildschirm und einer Tastatur. Das ist die sogenannte *Hardware*.

Kommt dieses Gehäuse aus der Fertigung, ist es zunächst wertlos, bis ihm eine *Software* aufgespielt wird in Form eines Betriebssystems und einigen *Anwenderprogrammen*. Ohne diese Software ist unser Computer, auch wenn er noch so teuer war und noch so stylish aussieht, ein totes Teil, das zu nichts nütze ist.

Das Betriebssystem haucht ihm Leben ein. Es ist dafür verantwortlich, dass Tastatur und Bildschirm funktionieren, dass die Befehle, die wir eingeben, auch ausgeführt werden, und dass sich der Inhalt des Bildschirms und der dazugehörigen

Dateien immer wieder aktualisiert, wenn neue Informationen hinzukommen. Kurz: Ohne Betriebssystem könnten wir nicht mit dem Computer kommunizieren.

Doch auch mit dem Betriebssystem und der Hardware alleine würden wir mit unserem Computer nicht glücklich. Hier kommen die Anwenderprogramme ins Spiel, mit denen wir Texte schreiben, Bilder und Grafiken gestalten, Maschinen steuern, Spiele spielen und Musik hören können.

Und bei uns Menschen?

Da ist es ganz ähnlich. Auch wir kommen mit einem Körper auf die Welt, dessen Bestandteile (Augen, Nase, Ohren, Mund, Arme, Beine etc.) denen von Millionen anderen Babys ziemlich ähnlich sehen.

Im Laufe der Jahre nimmt dieser Körper die verschiedensten Formen an: Er bleibt kleinwüchsig oder schießt in die Länge, er ist schlank oder wird dick. Seine Gesichtszüge bleiben harmonisch oder bewegen sich lieber abseits ästhetischer Regeln.

Doch auch ein Körper macht noch keinen ganzen Menschen. Es muss ein Betriebssystem installiert sein, das Betriebssystem „Mensch", das uns Atmen, Schreien, Krabbeln, Essen, Verdauen und Ausscheiden lässt.

Und genauso dürfen die dazugehörigen Anwenderprogramme nicht fehlen, die uns zum Lachen und Weinen bringen, die darüber entscheiden, wie wir Auto fahren oder Geschichten schreiben, die uns lieben oder hassen lassen. Anwenderprogramme, die dazu führen, dass wir mit Freunden bei einem Glas Wein über Gott und die Welt reden, dass wir auf dem Fußballplatz einer bestimmten Mannschaft zujubeln oder am Sonntagmorgen mit unserem Partner und unseren Kindern streiten. Anwenderprogramme, die uns das Leben mit Hingabe genießen oder uns einsam und zerknirscht in unserer Stube hocken lassen.

Diese menschlichen Anwenderprogramme machen einen Menschen erst zum Menschen: Ein Wesen, das Gefühle hat und das mit seiner Umwelt in Kontakt treten kann.

Und genau dieser Kontakt mit der Umwelt (mit anderen Menschen, Tieren, Pflanzen usw.) spielt unserer Hardware weitere Anwenderprogramme auf: Reaktionen, Verhaltensweisen, Entscheidungen, Ängste, Vorlieben ... Heraus kommt der Mensch, der wir sind.

Moment mal, heißt das etwa, dass ich mir das Leben, das ich jetzt gerade lebe, dadurch eingehandelt habe, dass ich mit anderen in Kontakt getreten bin?

Ja, genau das heißt es. Es heißt aber nicht, dass die anderen „schuld" daran sind, wie wir im nächsten Kapitel sofort sehen werden.

Und ich höre gerade einige von Ihnen sagen: „Und was ist mit der Genetik? Wir sind doch zu einem großen Teil erblich vorbestimmt." Ich empfehle Ihnen, Bruce Lipton zu lesen, einen amerikanischen Zellbiologen. In seinem Buch „Intelligente Zellen" erfahren Sie mehr darüber, was unsere Zellen prägt.

Der große Unterschied zwischen uns und Computern besteht darin, dass ein Computer nur auf das reagieren kann, was andere mit ihm veranstalten.

Wir Menschen dagegen haben Mittel und Wege, um in regelmäßigen Abständen einen ordentlichen Frühjahrsputz auf unserer Festplatte zu veranstalten (und zwar dann, wenn *wir* es wollen und nicht jemand anderes) und all das Zeug loszuwerden, was wir nicht mehr im System haben wollen. Oder: Unsere *Reaktion* darauf so zu verändern, dass es sich nicht mehr negativ auf uns auswirkt und uns in reaktiven Stress versetzt, sondern uns weiterhin handlungsfähig bleiben lässt.

Der Weg dazu, und zwar der schnellste, wirksamste und nachhaltigste, der mir in all den vielen Jahren der Suche begegnet ist, ist CQM. CQM ist sozusagen unser Fehlersuchprogramm oder unser Entstörungsprogramm für Körper, Geist und Seele. In der Computersprache sagen wir dazu „De-Bugger-Programm". Es hilft uns dabei, *wirklich* lebendig zu werden und das Programm „lebenstraum.exe" endlich und für immer zum Laufen zu kriegen. Und das, *bevor* es zum Systemcrash kommt. Und bevor dieses schöne Leben hier vorbei ist und einer mit der Kiste für die Löffel kommt.

By the way: Haben Sie Ihre Löffel-Liste schon gemacht?

Wenn ja: Willkommen im Leben!

Wenn nicht: Machen Sie sie jetzt!

2

„Es gibt ein Leben außerhalb des Aquariums!": Wie unsere Realität entsteht und wie wir sie verändern können

Anhand unserer Löffel-Liste können wir sehr schnell sehen, ob sich unsere Realität mit unseren Träumen deckt, oder ob die beiden meilenweit voneinander entfernt sind:

Leben wir in einem großen, weiten Meer, das uns mit seinem unendlichen Horizont jederzeit die Möglichkeit zur Entwicklung und Veränderung bietet?

Oder leben wir in einem kleinen Aquarium, das nur so groß ist wie ein Schuhkarton, in dem wir die Kraft unserer Flossen gar nicht richtig ausnutzen können und sie lieber verkümmern lassen, weil wir sonst ständig gegen irgendeine Glaswand knallen?

Können wir daran überhaupt etwas ändern?

Und wenn ja: wie?

33

Ein kurzer Blick in die lange Geschichte des Energiefelds

In der westlichen Welt herrscht die von der modernen Wissenschaft geprägte mechanistische Vorstellung vor, dass der Mensch im Wesentlichen eine physikalisch-chemische Maschine ist. Auf dieser Vorstellung beruht auch die westliche allopathische Medizin[2].

Dies war nicht immer so. Wie in der östlichen Welt gibt es auch in der westlichen Welt eine lange Tradition, die den Menschen nicht als mechanisches System sieht, sondern die die Ansicht vertritt, dass alles Lebendige von einer besonderen Energie durchflossen ist, die das Leben erst ermöglicht.

Diese Energie zeigt sich in Form von Feldern, die den menschlichen Körper umgeben. Sie werden auch als „Aura" bezeichnet und können mit entsprechenden Geräten sichtbar gemacht werden.

Schauen wir uns ein paar der Betrachtungsweisen an, die es rund um das Energiefeld gibt:

Bei den Chinesen heißt die Lebensenergie „Chi" und fließt auf Energiebahnen, den sogenannten „Meridianen".

Die Inder sagen „Prana" und meinen damit den Atem des Lebens, die Quelle allen Lebens.

Die Pythagoräer sprechen von einer universalen Vitalenergie, die die ganze Natur durchdringt.

Paracelsus (*1493, †1541) wiederum schreibt über den „Illiaster", eine Energie, die aus vitaler Kraft und vitaler Materie entstammt.

Die Kabbala gibt uns zahlreiche Hinweise über Lichterscheinungen rund um den Menschen und in der Natur und auch im Alten Testament findet man Informationen über

---

2 Allopathie (auchAllöopathie) ist ein Synonym für die Schulmedizin (Quelle: Wikipedia)

Heiligenscheine, eine Form reinster, strahlender Energie.

Carl Ludwig Freiherr von Reichenbach (*1788, †1869), der Entdecker des Paraffins und des Benzins, einer der größten Wissenschaftler unserer Zeit, der nie in Schulbüchern erwähnt wird, führte Experimente mit einer Energie durch, die er „odische Kraft" (auch: „Od", von „Odin") nannte. Er stellte fest, dass es zu Trübungen, Verdichtungen und Farbverschiebungen im energetischen Feld eines Menschen kam, wenn derjenige ein körperliches Gebrechen hatte oder emotional labil war.

Wilhelm Reich (*1897, †1957), ein Arzt, Psychoanalytiker und Sexualforscher, griff Reichenbachs Forschungsergebnisse auf und erforschte die universale Energie, die er „Orgon" nannte. Mit einer von ihm entwickelten Methode konnte er „Orgon-Blockierungen" auflösen, die durch negative geistige oder emotionale Zustände ausgelöst worden waren.

Ein weiterer Vertreter der Wissenschaft, der sich mit den Energiefeldern des Menschen beschäftigt hat, ist Dr. Harold Saxton Burr (*1889, †1973). Burr war Professor für Neuroanatomie und experimentelle Embryologie an der Yale Universität in New Haven, Connecticut. Die Yale Universität ist neben der Harvard Universität eine der renommiertesten Universitäten der Welt. Zusammen mit dem Philosophen F.S.C. Northrop publizierte Burr die „Elektrodynamische Theorie des Lebens", die auf seinen eigenen Forschungen basierte und den Arbeiten des Schweizers Eugen Konrad Müller.

1936 prägte Burr den Begriff „L-Feld" (Lebensfeld). Das L-Feld ist ein elektrodynamisches Feld, das, ähnlich wie ein Hologramm, in jedem seiner Teile alle Informationen über ein lebendes System enthält. Er fand auch heraus, dass alle Lebewesen von polarisierten Feldern umgeben sind, die sich abhängig von der Umwelt und internen Bedingungen, wie z.B. Verletzungen, ändern können. Seine Thesen wurden jedoch von der damaligen wissenschaftlichen Welt als Unsinn abgetan und seine Messungen einfach ignoriert.

Wenn Sie in diese Thematik gerne noch tiefer von der wissenschaftlichen Seite her einsteigen wollen, empfehle ich Ihnen das hervorragend recherchierte Buch „Biophotonen. Das Licht in unseren Zellen" des Wissenschaftsjournalisten Marco Bischof.

Wie man aus der kleinen Auswahl von Beispielen aus verschiedensten Forschungsfeldern sieht, hat unsere Lebensenergie und ihr „Aufenthaltsort" eine lange Geschichte. Wir alle haben also, so scheint es, bei unserer Geburt ein Energiefeld mitgeliefert bekommen. Dieses Energiefeld kann man sich vorstellen wie ein großes Ei, das unseren ganzen Körper umgibt und ihn durchdringt. Es hat von Mensch zu Mensch variierend einen Radius von etwa einem Meter. Und so, wie es aussieht und von den oben genannten Forschern, darunter Reichenbach und Burr, beschrieben wurde, bestimmt der Zustand unseres Energiefelds, ob es uns gut geht oder nicht.

Schauen wir uns das auf den folgenden Seiten einmal genauer an. Denn hier liegen die Grundlagen dafür, wie unsere Realität entsteht und wie wir sie mithilfe von CQM verändern können.

Quanten: Kleine Teilchen mit großer Wirkung

Im Physikunterricht haben wir gelernt, dass Materie keine „feste Sache" ist, sondern dass sie aus sehr kleinen Teilen besteht, die permanent in Bewegung sind.

Unsere Hand zum Beispiel sieht ja zunächst einmal aus, als wäre sie fest. Sie ist undurchsichtig und wir können damit unser Besteck halten oder eine Verpackung aufreißen, den Autoschlüssel herumdrehen oder jemandem über die Wange streicheln. Geht man tiefer in die Struktur dieser Hand hinein, dann besteht sie aus einzelnen Zellen. Und dringt man noch tiefer hinein, kommt man in den Bereich der Moleküle und Atome.

Früher ging man davon aus, dass die Atome die kleinsten unteilbaren Teilchen sind. Seit Begründung der Quantenphysik weiß man, dass es noch viel kleinere Teilchen gibt: die Quanten, das Lieblingsobjekt der Quantenphysiker.

Diese Quanten sind, je nach Betrachtungszustand, entweder Materie-Teilchen oder Energie. Beides? Ja, beides. Aus einigen Experimenten muss gefolgert werden, dass sie einmal die Eigenschaften von Materie haben und in anderen Experimenten die Eigenschaften einer Welle zeigen, sprich: Energie.

Man könnte es auch so interpretieren, dass die Quanten permanent ihren Zustand verändern: Sie sind mal Teilchen – und mal Welle – mal Teilchen – mal Welle. Sie schwingen ständig zwischen diesen beiden Zuständen hin und her, dem Zustand der Materie und dem Zustand der Energie.

Für Nicht-Quantenphysiker ausgedrückt könnte man also sagen: Ganz tief in der Materie drin ist Materie nichts anderes als ein großes Energiefeld, das ständig seinen Zustand wechselt. Und wenn Materie ein Energiefeld ist, dann sollte es durch andere Energiefelder beeinflussbar sein, denn Energien stehen in Wechselwirkung. Das erklärt, warum wir mit unseren Gedanken Materie beeinflussen können: Weil Gedanken auch eine Form von Energie sind.

„Stopp!", denken Sie jetzt vielleicht. „Wieso sind Gedanken eine Form von Energie?"

Haben Sie schon einmal in einem Biergarten oder Café gesessen und hatten plötzlich so ein komisches Gefühl im Rücken, als würde Sie jemand von hinten anstarren? Und als Sie sich umgedreht haben, saß da tatsächlich jemand und starrte Sie an?

Der Biologe Rupert Sheldrake hat die Hypothese vom „morphogenetischen Feld" aufgestellt, in dem Gedankenstrukturen gespeichert sind, auf die alle Lebewesen unbewusst zugreifen. Diese Hypothese wurde lange Zeit ernsthaft in der Wissenschaft diskutiert und bekommt mit der Quantenphysik und der Hypothese des Nullpunktfeldes eine neue Bedeutung.

Gedanken sind also eine Form von Energie und ihre Energie können wir körperlich fühlen. In den CQM Seminaren wird eine spezielle Übung gemacht, die es jedem Teilnehmer ermöglicht, einen Gedanken gezielt wahrzunehmen. Diese Erfahrung ist für viele Teilnehmer einer der bewegendsten Momente in ihrem Leben.

Was bedeutet das alles für uns und unser Leben?

Es bedeutet: Wenn wir selbst schwingen und alles um uns herum auch schwingt, dann beeinflussen sich diese verschiedenen Schwingungen in jeder Sekunde unseres Lebens. Jeder Kaffee, den wir trinken, jede Farbe, die wir tragen, jedes Möbelstück, auf dem wir sitzen, jedes Auto, mit dem wir fahren ... Alles wirkt ständig auf uns und unser Energiefeld ein.

Auch Gedanken schwingen, Gefühle, Worte und Handlungen schwingen. Und nicht nur unsere eigenen, sondern auch die von anderen Menschen.

Jetzt sagen Sie vielleicht: „Ja, Worte und Taten, das leuchtet mir ein. Wenn mich jemand mit Worten beleidigt oder mir liebevoll über die Wange streichelt, dann wirkt das auf mich. Das kann ich glauben. Und Gefühle? Na ja, wenn mich jemand liebt oder hasst, das merke ich auch. Kann schon sein, dass das was mit meinen Schwingungen macht. Aber Gedanken? Wie soll das, was ein anderer denkt, etwas mit meinem Energiesystem anstellen?"

Dazu muss ich Ihnen eine kleine Geschichte erzählen.

Wie ich mir Viviennes Wut einfing

Es war an einem Samstagabend in San Francisco. Ich war mit meiner Freundin Vivienne um 19:30 Uhr an der Ecke 4th Street und Market Street verabredet. Sie hatte mich eingeladen, bei ihr in Berkeley zu übernachten und am nächsten Tag gemeinsam zu einem Seminar zu fahren, was mir sehr entgegen kam, da mein eigenes Auto übers Wochenende in der Werkstatt war.

Ich hatte mich um drei Minuten verspätet. Als ich an der verabredeten Ecke ankam, war Vivienne nicht da. Stattdessen stand ihre Mutter dort, die mich freudestrahlend begrüßte und mir sagte, dass Vivienne gleich wieder käme, um uns aufzulesen.

Sie hatte noch nicht zu Ende gesprochen, da hupte es schon neben uns. Vivienne bedeutete uns, sofort einzusteigen, da in der Market Street Parkverbot war. Schnell schwang ich mich auf den Rücksitz, während Viviennes Mutter vorne auf dem Beifahrersitz Platz nahm. Vivienne nickte mir nur kurz zu, dann brauste sie los.

Wir waren noch nicht bei der Bay Bridge angekommen, da geriet plötzlich mein ganzer Körper in Aufregung:

Ich bekam Herzrasen, entsetzliche Wut kochte in mir hoch und die Falte zwischen meinen Augenbrauen wurde immer tiefer.

„Warum nimmst du deine Mutter mit?!?!", dachte ich zornentbrannt, „Wir wollten doch reden!! Du weißt genau, wie nervig deine Mutter ist! Wir haben uns ewig nicht gesehen und wenn deine Mutter dabei

ist, kommen wir schon wieder nicht zum Reden! @#$%&*(@#$#@!!!"
Ich wurde von der Schimpftirade in mir geradezu überrollt. Was
war hier los? Eben noch war ich glänzender Laune gewesen, hatte
einen netten Abend mit Freunden beim Dinner verbracht und jetzt
das? Ich war verwirrt.

Schnell fing ich an, alle in meinem Bewusstsein auftauchenden Ge-
danken und Emotionen mit CQM zu korrigieren. Bereits auf der Bay
Bridge entspannte sich mein Körper und mein Herzschlag normali-
sierte sich. Während der ganzen Fahrt sprach keiner von uns dreien
ein Wort.

Als wir bei Vivienne ankamen, verschwand sie sofort im Haus und
ich sah sie den ganzen Abend nicht wieder. Ihre Mutter dirigierte
mich ins Wohnzimmer und machte mir einen Tee. Danach setzte sie
sich zu mir und nahm mich zwei Stunden lang in die Mangel: Sie
fragte mich alles Mögliche über geistige und emotionale Phänomene
und wollte auch alles über CQM wissen.

Nach zwei Stunden erzählte sie mir, dass Vivienne entsetzlich
wütend gewesen war, als ich nicht rechtzeitig an der vereinbarten
Straßenecke stand. Sie hasste Unpünktlichkeit, hatte im Auto rich-
tiggehend getobt und ihre Mutter und mich (in Abwesenheit) wüst
beschimpft. Die ganze Wut und den damit verbundenen Stress in sich
hineinfressend, war Vivienne bei unserer Ankunft ohne ein Wort in
ihrem Schlafzimmer verschwunden.

Als ich das hörte, fiel es mir wie Schuppen von den Augen:
Diese ganze Wut und die Aufregung, die ich im Auto gespürt
hatte, das war nicht meine eigene gewesen, sondern Viviennes!
Ich hatte mir ihre Schwingung, ihr energetisches Muster, lediglich eingefangen und *gedacht*, es wäre mein eigenes!

Schlagartig wurden mir viele andere Situationen klar,
die ich im Laufe der letzten Monate und Jahre erlebt hatte: Ich war auf einigen Seminaren rund um das Thema

Persönlichkeitsentwicklung und Energiearbeit gewesen. Und fast jedes Mal hatte sich meine Stimmung im Verlauf des Seminars urplötzlich und ohne Vorankündigung von bester Hochlaune in die tiefsten Tiefs verwandelt. Ich wurde manchmal so sauer, dass mein Mann Michael sagte, er würde mit mir zu keiner Veranstaltung mehr fahren.

Die ganze Zeit über hatte ich keine Ahnung, warum sich meine Stimmung derart verschlechterte, wobei es in den Seminaren doch um fantastische Themen und Erfahrungen ging. Erst diese merkwürdige Autofahrt auf der Bay Bridge klärte alles auf. Endlich wusste ich, was der Satz bedeutete, den mir einmal einer meiner wichtigsten Lehrer gesagt hatte:

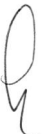

„Es geht im alltäglichen Leben darum, unterscheiden zu lernen zwischen der eigenen Schwingung und fremden Schwingungen."

Die ganze Zeit über hatte ich keine Vorstellung, keine Referenz dafür gehabt, was das bedeutete. Jetzt wusste ich es. Ich hatte es am eigenen Leib erfahren. In meinem Bewusstsein waren Gedanken und Emotionen aufgetaucht, die als Schwingungsmuster in Viviennes Auto existierten, und sie hatten von mir Besitz ergriffen. Mein Körper hatte darauf reagiert, mein Gehirn hatte darauf reagiert und mein Herz hatte darauf reagiert.

Von da an war ich sehr wachsam. Was nicht bedeutete, dass mir solche Dinge nicht wieder passierten, doch ich konnte die Situationen, in denen ich gedankliche oder emotionale Muster übernahm, jetzt viel schneller registrieren.

Hier noch zwei Beispiele dazu: Beide Male fing ich mir die Gedanken und Gefühle meines Mannes ein.

Der geplatzte Auftrag

Ich saß in meinem Büro im kalifornischen San José und arbeitete zügig vor mich hin. Ich war bestens gelaunt, hatte schon um 6:30 Uhr auf dem Tennisplatz gestanden und ein Match mit meinem Trainer gespielt, da überfiel mich gegen 10:30 Uhr wie aus heiterem Himmel ein enormer Frust.

Von einer Sekunde zur anderen hatte ich keine Lust mehr, zu telefonieren und die drei E-Mails zu schreiben, die noch zu verschicken waren. Ich hatte richtig schlechte Laune und sah missmutig aus dem Fenster, den vorbeifliegenden Flugzeugen nach, die eine Meile weiter nördlich auf dem San José Airport landeten.

Nach einer Weile beschloss ich, mir bei STARBUCKS um die Ecke einen Cappuccino zu holen und wollte gerade das Büro verlassen, da legte mir jemand einen Stapel Papiere auf den Schreibtisch. Es war Michael. Er sagte nichts, doch mir lief plötzlich ein Schauer über den Rücken. Als er schon fast wieder aus der Tür war, drehte ich mich um und rief ihm hinterher: „He, was ist los, warum bist du so frustriert?"

Er kam zurück und fragte mich, woher ich das wisse, er habe doch gar nichts gesagt. Doch es stellte sich heraus, dass er etwa 15 Minuten vorher ein Telefonat geführt hatte, das ihn sehr frustrierte. Ein großes Projekt, das wir unbedingt als Referenzprojekt haben wollten, war geplatzt. Diese Schwingungen seiner Reaktion auf das Gespräch waren bei mir angekommen, obwohl wir nicht darüber gesprochen hatten – obwohl er nicht einmal in meinem Zimmer gewesen war, als es passierte!

„Jetzt zum Japaner!"

Eines Abends verließ ich zusammen mit Michael unser Büro in San José Downtown. Es war noch hell, was bei der Länge unserer Arbeitstage damals nicht oft vorkam. Auf dem Weg zum Parkhaus unterhielten wir uns wie gewohnt über den Tag. Da tauchte ganz unvermittelt, mitten auf der Treppe, die zum Parkhaus hinaufführte, in meinem Kopf der Satz auf: „Jetzt zum Japaner?" Es fühlte sich an wie ein Lichtblitz. Und noch einmal: „Jetzt zum Japaner?"

Meine Stirn legte sich leicht in Falten. Ich hatte mich schon den ganzen Nachmittag auf unseren Stammitaliener gefreut, bei dem wir in der Regel freitags die Woche beschlossen. „Ok, dann eben zum Japaner", dachte ich, sagte aber nichts. Auch Michael schwieg.

Wir fuhren mit dem Auto aus dem Parkhaus. Gespannt verfolgte ich, welche Route Michael nahm. Er bog nicht nach links ab, in die Straße, die nach Hause bzw. zu unserem Italiener führte, sondern fuhr geradeaus, in Richtung Japan Town in San José. Ich sagte nichts, ahnte aber, wohin die Reise ging.

Als sich dann auch noch das klare Bild einer riesigen Sushi Rainbow Roll vor meinem geistigen Auge auftat, die es in dieser Art nur im Restaurant Kabuto gab, war mir klar, wohin Michael fuhr.

Tatsächlich. Er bog rechts ab und hielt an der nächsten Ampel. Aus den Augenwinkeln bemerkte ich, dass er mich von der Seite ansah, doch ich ließ mir nichts anmerken, sondern schaute weiter geradeaus. An der nächsten Ampel passierte das Gleiche. Diesmal konnte er sich nicht zurückhalten.

„Du sagst ja gar nichts", meinte er.

Ich lachte. „Wieso? Ich weiß doch schon lange, wohin wir gehen. Zu Kabuto. Du hast es doch schon vorhin in mein Hirn reingespielt, als wir ins Parkhaus gegangen sind!"

43

Michael lachte nur. Genau vor dem Parkhaus hatte er tatsächlich an die riesigen Rainbow Rolls bei Kabuto gedacht.

Vielleicht haben Sie ja Lust darauf, es am kommenden Wochenende mit Ihrem eigenen Partner auszuprobieren? Ein Tipp: Wenn einer von Ihnen aber trotzdem lieber zum Italiener gehen will statt zum Japaner, sollten Sie den entsprechenden Gedanken gleich zurückspielen!

Diese Geschichten zeigen, wie schnell es passieren kann, dass wir uns in die Gedanken und Gefühle anderer einklinken, ohne dass wir uns dessen bewusst sein müssen.

Was hat das alles mit CQM zu tun?

Bei CQM trainieren wir unsere Wahrnehmung, um uns bewusst in unser Energiefeld oder in das eines anderen Menschen einzuklinken und zwar mit dem Ziel, Einflüsse aufzuspüren, die uns daran hindern, das Gewünschte in unserem Leben zu erreichen. Diese Einflüsse werden dann neutralisiert, damit sie uns nicht länger im Wege stehen.

Der Mensch als „Weltempfänger"

Vielleicht erinnern Sie sich daran, dass Ihr Vater oder Ihr Großvater einen Weltempfänger besaß. Das waren Radios, die Frequenzen von Radiostationen aus der ganzen Welt empfangen konnten.

Egal, ob man auf der Schwäbischen Alb saß, in Los Angeles oder in der Wüste Gobi: Mit einem Weltempfänger konnte man dort z.B. einen australischen oder japanischen Sender hören. Das war etwas Fantastisches. Und es funktionierte, obwohl es damals noch kein Internet und keine Satelliten im Weltall gab.

Weltempfänger konnten schon vor 70 Jahren Radiosignale aus der ganzen Welt empfangen. Der technische Hintergrund ist der, dass sie speziell für den Empfang von Kurzwellen ausgelegt sind. Kurzwellen können sich von einem einzigen Sender aus über den gesamten Globus verbreiten und weltweit empfangen werden.[3]

Wenn wir mit CQM arbeiten, gehen wir auch „auf Empfang". Auf Empfang für all das, was unser Energiesystem oder das eines anderen Menschen schwächt oder blockiert.

Diese Schwingungen sind, wie wir vorhin schon gehört haben, immer und überall vorhanden. So, wie die Frequenzen eines Radiosenders immer und überall vorhanden sind. Wir hören den Sender aber erst, wenn wir das Radio aktiv einschalten.

Auch Radiowellen, Röntgenstrahlen oder Mikrowellen schwirren permanent um uns herum. Wir können sie nicht sehen. Aber trotzdem haben wir die Möglichkeit, alle halbe Stunde auf der Autobahn den Verkehrsfunk zu hören, uns vom Arzt anhand einer Folie erklären zu lassen, welchen Knochen wir uns gebrochen haben, dann nach Hause zu gehen und einen Teller kalte Spaghetti in einen Kasten zu schieben, der sie warm

3 s. a. Wikipedia, „Weltempfänger

macht. Die ganzen Wellen und ihre Schwingungen dahinter können wir mit bloßem Auge, das nur den Bereich zwischen 400 und 800 Nanometern (Ultraviolett bis Infrarot) wahrnehmen kann, nicht sehen. Und doch sind diese Schwingungen da

Der Bereich unserer Wahrnehmung ist – im Gegensatz zu unseren Augen – grenzenlos. Wir müssen nur lernen, ihn zu aktivieren. Bei CQM sagt man auch: Wir lernen, unser Energiesystem oder das eines anderen Menschen zu „lesen". Wir benutzen also unseren Körper und unseren Geist einmal ganz anders, als man es uns in der Schule beigebracht hat.

Dass wir so vieles, was existiert, nicht sehen und wahrnehmen können, hat seine Berechtigung: Angenommen, unser Auge könnte alle diese Schwingungen sehen und unser Nervensystem sie alle dekodieren, dann könnten wir auf die Entfernung von 50 cm gar nichts erkennen. Denn dazwischen lägen so viele Schwingungen, dass wir außer einem heillosen Durcheinander nichts wahrnehmen würden. Trotzdem wirken alle diese Schwingungen auf uns ein und beeinflussen uns. Vierundzwanzig Stunden am Tag, sieben Tage in der Woche.

Haben Sie schon einmal gedacht: „Ich könnte mal wieder XY (einen guten Freund) anrufen, wir haben uns lange nicht gehört?" Und als Sie ihn anriefen, meinte derjenige: „An dich hab ich gerade gedacht!"

Ihr Gedanke kam schon bei Ihrem Freund an, als Sie noch dabei waren, seine Telefonnummer einzutippen! Gedanken sind Schwingungen.

Um welche Schwingungen geht es uns bei CQM? Wonach suchen wir, wenn wir auf Empfang gehen und in einem Energiefeld lesen?

Wir suchen nach Schwingungsmustern, die den Energiefluss blockieren und stören, sodass die Energie an dieser Stelle nicht mehr frei fließen kann. Diese Art von Schwingungsmustern nennen wir „energetische Verwicklungen", „energetische Turbulenzen" oder „energetische Schwächen".

Und warum suchen wir danach?

Weil diese energetischen Verwicklungen, Turbulenzen oder Schwächen die Ursache für all das sind, was unser Leben anstrengender macht, als es sein müsste:

Sie sind z.B. dafür verantwortlich, dass wir Dinge tun, die wir gar nicht tun wollen – aber trotzdem tun. Sie sind dafür verantwortlich, dass wir Stress im Büro haben und unsere privaten Beziehungen spannungsgeladener sind, als sie sein müssten. Auch auf der körperlichen Ebene treiben sie ihr Unwesen: Beispielsweise, wenn es irgendwo klemmt oder zwickt oder etwas nicht so ist, wie es sein sollte. Und sogar vor unseren Finanzen machen sie nicht Halt: Wenn unser Konto das falsche Vorzeichen hat, also im Minus ist, auch da sind energetische Verwicklungen am Werk.

Man kann sich das vorstellen, wie wenn man Mäuse im Haus hat, die alle Stromleitungen durchgebissen haben. Fließt dann in unserem Haus noch irgendwo Strom? Höchstwahrscheinlich nicht.

Und wie handelt man sich solche energetischen Verwicklungen ein?

Das schauen wir uns im nächsten Abschnitt an.

Wie energetische Verwicklungen entstehen

Als ich zum ersten Mal sah, wie Menschen energetisch behandelt wurden, da setzten sich in meinem Kopf eine Reihe von Buchstaben zu folgendem Satz zusammen:

„Ein Mensch ist das Ergebnis aller Ereignisse, mit denen er, bewusst oder unbewusst, nicht einverstanden war."

Noch mal:

„Ein Mensch ist das Ergebnis aller Ereignisse, mit denen er, bewusst oder unbewusst, nicht einverstanden war."

Damals im Seminar war mir das ganze Ausmaß dieses Satzes noch gar nicht bewusst. Erst meine späteren Erfahrungen mit CQM zeigten mir, dass Turbulenzen oder Verwicklungen im Energiefeld tatsächlich genau dann auftreten, wenn etwas in unserem Leben passiert, mit dem wir nicht einverstanden sind.
Ein Beispiel:
Angenommen, Sie unterhalten sich gerade mit einem guten Freund. Plötzlich holt der ohne Vorwarnung aus und gibt Ihnen eine Ohrfeige.
Ein Ereignis, mit dem Sie höchstwahrscheinlich nicht einverstanden sind, oder?

In diesem kurzen Moment, in dem in Ihnen etwas sagt „Das war jetzt aber nicht okay!", schieben Sie mentale und emotionale Energie, also Widerstand, gegen Ihren Freund. Und genau diese mentale und emotionale Energie trifft auf die Energie des Ereignisses (die Ohrfeige).

Was passiert?

Es kracht energetisch, die Fetzen fliegen, die beiden Energie-
ströme (Ihrer und der der Ohrfeige) verwickeln sich und es entsteht eine energetische Turbulenz, die den natürlichen Energiefluss zwischen Ihnen und Ihrem Freund unterbricht.

Angenommen, Sie sind mit der Ohrfeige Ihres Freundes nicht
einverstanden gewesen, dann würden wir jetzt an dieser Stelle
in Ihrem Energiesystem bezogen auf das Ereignis „Ohrfeige"
eine energetische Schwäche vorfinden.

Und höchstwahrscheinlich bleibt es nicht bei der einen Schwäche, sondern es kann gut sein, dass diese kurze Begebenheit
gleich mehrere Schwächen nach sich gezogen hat: Schwächen
auf Ohrfeigen generell, auf Ohrfeigen von Männern, auf das
Konzept „gute Freunde", auf Gespräche, die das gleiche Thema
haben wie das Gespräch mit Ihrem Freund, bevor er die Hand
gehoben und ausgeholt hat, auf die Farbe des Stuhls, auf dem
Sie zum Zeitpunkt der Ohrfeige saßen ...

Jedes Energiesystem reagiert individuell auf solche Ereignisse.
Darum gibt es bei CQM auch nicht die eine Korrektur, die alles
„wegmacht", sondern wir finden häufig mehrere Ursachen für
ein und dasselbe Problem und korrigieren sie alle.

Auswirkungen energetischer Schwächen

Wie ich vorhin bereits sagte, können sich energetische Schwächen in jedem Bereich unseres Lebens auswirken.

Energetische Schwächen sind es, die uns manchmal Dinge tun lassen, die wir nicht tun wollen – und trotzdem tun.

Sie sind es, die verhindern, dass wir die nötige Motivation und Energie für eine Sache aufbringen und dadurch nicht in die Gänge kommen.

Energetische Verwicklungen sind es, die uns in Stress versetzen: Stress bei der Arbeit, Stress in Beziehungen, Stress mit uns selbst.

Energetische Verwicklungen sind es auch, die uns manchmal an uns selbst zweifeln lassen und uns unser Selbstbewusstsein nehmen, das wir bräuchten, um uns durchzusetzen oder unsere Bedürfnisse zu befriedigen.

Sie bestimmen auch, wie es um unseren körperlichen Zustand steht: Ob wir gesund sind oder krank, ob wir beweglich sind oder steife Glieder haben, ob wir uns erschöpft fühlen oder im wahrsten Sinne des Wortes „energiegeladen" sind.

Und diese energetischen Verwicklungen bestimmen darüber, wie unsere wirtschaftliche und finanzielle Situation aussieht.

Was die Arbeit mit CQM unter anderem so spannend macht, ist, dass wir nicht vorhersagen können, *welche* energetische Schwäche zu *welchem* Problem geführt hat. Und das ist auch gut so, denn wenn es so wäre und ich in Danielas Fall, den ich Ihnen gleich beschreibe, nach dem Motto „Symptom = Ursache" vorgegangen wäre, dann hätten wir die wahre Ursache ihres Problems vielleicht nie gelöst.

In den CQM Seminaren erlernen die Teilnehmer daher, wie sie das gesamte Energiesystem eines Menschen auf energetische

Schwächen prüfen können. Sie lernen nach einem strukturierten und sehr detaillierten System, welche Lebensbereiche (z.B. Gesundheit, Beziehungen, Finanzen) und Einflussebenen (z.B. mental, körperlich, emotional) es gibt und was darüber hinaus weitere Ursachen für energetische Schwächen sein können (Traumata, Vorfahren, Ängste etc.).

Für alle diese Schwächen gilt: Wo Energie blockiert ist, kann sie nicht frei fließen. Energetische Schwächen drängen uns daher in ein reaktives Verhalten – wir reagieren, statt zu agieren. Dies kann sich auf die vielfältigste Weise ausdrücken: in unserem Denken, unserem Fühlen, unseren Handlungen – oder unseren Nicht-Handlungen.

Und jetzt zu Daniela. Ihre Geschichte zeigt, wie weit Ursache und Wirkung manchmal auseinander liegen können:

Das Ereignis, das Daniela in den Knochen saß

Bei einem sogenannten Erlebnisabend, das ist eine etwa zweistündige Veranstaltung, in deren Rahmen ich CQM anhand konkreter Fallbeispiele demonstriere, kam einmal eine Frau auf die Bühne. Nennen wir sie Daniela. Daniela litt seit vielen Jahren an heftigen Schmerzen unter dem linken Schulterblatt.

Ihre Beweglichkeit war dadurch sehr stark eingeschränkt. Sie hatte bereits viele Mediziner und Therapeuten aufgesucht, einige Kuren und Therapien über sich ergehen lassen, doch nichts davon hatte sie endgültig von ihren Schmerzen befreit.

Auf der Bühne, auf der ich für gewöhnlich stehe, damit alle Teilnehmer des Abends gut sehen können, wie die Methode funktioniert, korrigierte ich alle möglichen Turbulenzen in Danielas Energiesystem, sodass sie sich relativ bald deutlich besser bewegen konnte.

Während ich an ihr arbeitete, machte sich in meinem Kopf immer wieder ein bestimmtes Bild breit. Doch da ich bei energetischen Korrekturen niemals eine Annahme treffe, woher die energetischen Schwächen stammen könnten, schob ich das Bild, das ich zunächst für ein Hirngespinst hielt, immer wieder beiseite.

Als es aber zum vierten Mal auftauchte, unterbrach ich die Korrekturarbeit, um dem Publikum zu erklären, dass man bei der Arbeit mit CQM manchmal energetische Einflüsse vorfindet, die auf den ersten Blick im Zusammenhang mit dem Anliegen eines Klienten keinen Sinn ergeben. Doch ganz unabhängig davon, welche Einflüsse wir vorfinden, lösen wir die energetische Turbulenz einfach durch eine Korrektur auf, ohne uns weitere Gedanken darüber zu machen. Hier, im Falle von Daniela, gäbe es zum Beispiel einen energetischen Einfluss des Kennedy-Attentats. Das Kennedy-Attentat war das Bild, das ständig vor meinem geistigen Auge aufgetaucht war.

Kaum hatte ich den Einfluss des Kennedy-Attentats korrigiert, ließ Daniela einen kleinen Schrei in Richtung des Publikums los. Sie drehte sich zu mir um und schaute mich ungläubig an. „Er ist weg. Der Schmerz ist weg! Woher wussten Sie, dass mir dieses Ereignis noch in den Knochen saß?! Ich war damals in den USA, genau in Dallas, als es passierte! Ich konnte es einfach nicht fassen, was passiert war!"

Jetzt war ich es, die staunte. Daniela hatte gerade eben in Worte gefasst, was seit Jahrzehnten sprichwörtlich in ihrem Körper gewirkt hatte: Es saß mir noch in den Knochen.

Fassen wir an dieser Stelle kurz zusammen:

1. **Wir selbst und alles, was uns umgibt, sind permanent in Schwingung.**
2. **Wir haben ein Energiesystem, dessen Zustand darüber bestimmt, wie gut oder wie schlecht es uns geht.**
3. **Energetische Verwicklungen sind die Ursache dafür, dass unser Leben nicht so läuft, wie es laufen könnte.**
4. **Mit CQM spüren wir diese energetischen Verwicklungen auf, um sie zu neutralisieren.**

Wie Sie daran sehen, betrachten wir die Herausforderungen des Alltags mit CQM unter einem ganz anderen Blickwinkel. Situationen und Konflikte stoßen uns nicht mehr „einfach" zu, sondern sie haben ihre Ursache in energetischen Turbulenzen, die in uns selbst liegen – und nirgendwo sonst!

Und: Sie lassen sich lösen!

„Was ist dann mit Konzepten wie ‚Schicksal' oder ‚Karma'?", denken Sie jetzt vielleicht. „Ergeben sich bestimmte Situationen nicht, weil wir noch etwas gutzumachen haben? Dürfen wir überhaupt eingreifen und darin herum korrigieren?"

Eine gute Frage! Als Antwort darauf möchte ich Ihnen von Harald erzählen, der mir genau diese Frage in einem Seminar stellte.

Harald und das Karma

Harald kam zu einem meiner CQM Seminare. Er war ein drahtiger, sportlich aussehender Mann um die Fünfzig und lebte im Frankfurter Raum.

Während der beiden Seminartage kam er plötzlich auf mich zu und zog mich am Ärmel. „Gabriele, ich muss dir unbedingt sagen, dass du mich gerettet hast. Du hast mich erlöst. Du hast mein Leben gerettet."

Es durchzuckte mich, wie immer, wenn ich solche Sätze höre, und ich sagte Harald prompt, dass der einzige, der ihn gerettet habe, er selbst sei und sonst niemand.

Harald fuhr fort: „Ich war bei einem Erlebnisabend von dir in Frankfurt. Es waren ungefähr hundert Leute da und ich habe dich gefragt, was es eigentlich mit dem Karma auf sich habe und ob man mit CQM auch sein Karma auflösen könne. Und du hast geantwortet, dass dich das schon viele Menschen gefragt hätten. Und dass du denkst, dass es sein könne, dass das Karma auch nur eine Idee sei, die die Menschen erfunden hätten. Dieser Satz hat mein Leben gerettet!"

Ich verstand immer noch nicht ganz, also erzählte Harald weiter. Er sei jetzt seit mehr als dreißig Jahren unterwegs gewesen, sei von einem Guru zum nächsten gelaufen, von einer spirituellen Schule zur nächsten, um sein Karma aufzuarbeiten.

Doch statt dass es ihm endlich besser ginge, ginge es ihm von Jahr zu Jahr schlechter: mental, emotional, körperlich, in seinen Beziehungen und auch am Arbeitsplatz. Und in dem Moment, als ich gesagt habe, dass das Karma ja vielleicht auch nur eine Idee sei, wäre ihm klargeworden, dass er gar nicht wisse, was es überhaupt heißen solle, sein Karma aufzuarbeiten!

Plötzlich habe er für sich erkannt, dass er einer Idee hinterhergelaufen sei, in dem Glauben, er müsse für etwas büßen, das er irgendwann einmal getan habe.

In den letzten dreißig Jahren habe er sich für alles schuldig gefühlt: für seine Familie, für seine Gefühle, für seine Lust, sogar für die Krankheiten und Kriege in der Welt ... für alles und jeden. Seit dem Erlebnisabend in Frankfurt könne er zum ersten Mal sein Leben genießen, seinen Körper, seine Familie, die Welt, die Sonne und die Straßen Frankfurts. An allem könne er sich plötzlich freuen. Seither ginge es ihm so gut wie nie in seinem Leben und mit jedem Tag besser.

Harald ist der lebende Beweis, dass es etwas wie „Schicksal" oder „Karma" höchstwahrscheinlich nicht gibt.

Was ich mir wiederum vorstellen kann, ist, dass es so etwas wie eine Lebensaufgabe oder einen Lebensplan gibt, innerhalb dessen wir das, was wir auf diese Welt mitbekommen haben, in voller Größe und Dimension ausleben können. Und mit CQM lösen wir alles auf, was uns in irgendeiner Form daran hindert, diese volle Größe und Dimension einzunehmen, unseren Platz im Leben.

Wie unsere Realität entsteht

Wir wissen also jetzt, dass wir ein Energiesystem haben, das – je nachdem, ob es voller energetischer Schwächen ist oder nicht – unterschiedlich auf innere und äußere Ereignisse des Lebens reagiert.

Wie entsteht jetzt daraus das, was wir „Realität" nennen, „Wirklichkeit"?

Zunächst kommen wir ja mit einem Körper auf diese Welt, der erst einmal nichts weiter kann als beobachten, wahrnehmen und nachahmen. Wir mussten in regelmäßigen Abständen gefüttert werden und wir mussten gewickelt werden. Wir beobachteten, wie sich die anderen etwas mit der Gabel in den Mund schaufelten, bis wir es eines Tages selbst konnten. Wir sahen andere auf zwei Beinen laufen und wollten das auch können. Und übten so lange, bis es klappte.

Mir fällt gerade mein Neffe Raphael ein, den ich zu der Zeit, als ich in Kalifornien lebte, nur etwa 3- bis 4-mal im Jahr zu sehen bekam. Als er ein gutes Jahr alt war, stand er plötzlich auf und lief. Ich staunte. Nicht, weil er lief – sondern wie er lief: Er legte beim Gehen beide Hände hinter dem Rücken ineinander und zog das rechte Bein aus der Hüfte heraus etwas nach, den Oberkörper leicht nach vorne gebeugt. Er lief wie sein Großvater, mein Vater! Da er einen Großteil seines ersten Lebensjahres bei seinen Großeltern verbracht hatte, hatte er sich seinen Großvater zum Vorbild genommen, was das Laufen anging.

Wir beobachten also unser Umfeld, nehmen wahr und ahmen nach. Und jetzt kommt das Entscheidende, das, was wir schon im Abschnitt „Wie energetische Schwächen entstehen" gesehen haben: wir bewerten. Wir bewerten alles, was geschieht, mit „okay" oder „nicht okay".

Ist es okay oder nicht okay, dass die Mutter nicht sofort kommt und uns das Fläschchen oder die Brust gibt, wenn wir Hunger haben? Ist es okay oder nicht okay, dass der große Bruder uns das Spielzeug immer wieder aus der Hand reißt?

Und je nachdem, wie wir die Dinge bewerten, schieben wir einen energetischen Widerstand dagegen oder nicht. Und so entsteht nach und nach unser ganz individuell geprägtes Energiesystem, das keinem anderen Energiesystem auf diesem Planeten gleicht.

Ich stelle mir das auch vor wie eine frische Packung Knetmasse: Wenn wir die Knete aus ihrer Verpackung nehmen, ist sie noch ganz rund und glatt. Geschieht etwas um uns herum oder in uns, dann bekommt die Knete Dellen und Hubbel, wird rund oder ganz lang und dünn … Gehen wir dazu noch in Interaktion mit anderen Menschen (= andersfarbige Knete), dann mischt sich die Farbe unserer Knete mit der Farbe der anderen Knete. Heraus kommt eine Kugel, eine Scheibe oder eine Wurst aus Knete der verschiedensten Farbstrukturen und phantasievollsten Formen.

Sagt also jemand zu uns: „Du hast Schuld" und dieser Satz macht uns Angst oder verärgert uns so sehr, dass er in unserem System zu einer energetischen Schwäche führt, dann hinterlässt er in unserer weichen Knetmasse einen Eindruck, einen Imprint, in welcher Form auch immer.

Und künftig wird alles, was wir jemals wieder zum Thema „Schuld" oder „beschuldigen" hören, auf diesen Imprint, diese Schwachstelle in unserem System, treffen und eine andere Reaktion unseres Denkens, Fühlens oder Handelns hervorrufen, als wenn die Knetmasse ganz glatt und unberührt wäre. Wir werden also nie wieder so frei und unbelastet denken, fühlen oder handeln wie zu dem Zeitpunkt, als es diesen Imprint auf unserer energetischen Hautoberfläche noch nicht gab.

Im Laufe unseres Lebens sammeln wir eine ganze Reihe solcher Imprints, Dellen, Knubbel und sonstigen Formen. Wenn wir energetische Schwächen mit bloßem Auge wahrnehmen könnten, dann sähen wir vielleicht alle aus wie Tuberkel-Bazillen unterm Mikroskop, wer weiß!

Und als wäre es nicht genug, dass wir in unseren ersten Lebensjahren vollauf beschäftigt sind mit dem Beobachten, Wahrnehmen und Nachahmen, steht auch schon der nächste Ansturm auf unser Energiesystem vor der Tür: Das Erlernen von Sprache und das Erleben der energetischen Wirkung von

Wörtern und Sätzen.

Wir lernten, dass Dinge einen Namen haben. Dass ein rundes Ding manchmal „Kugel" heißt und manchmal „Sonne" und manchmal „Schneeball" oder „Rad". Wir lernten, dass das herumspringende Wesen auf vier Beinen „Hund" heißt und nicht „Drobum" oder „Charscal".

Wir lernten auch, dass es Worte gab, die wir aussprechen durften und welche, die „pfui" waren, die man nicht sagen durfte. Und je nachdem, wo wir aufwuchsen, lernten wir andere Dinge, von denen wir glaubten, dass sie so, wie sie waren, richtig seien, und nicht anders.

Und wenn uns bis heute niemand in die Quere gekommen ist, der uns gesagt hat: „Das stimmt nicht – das heißt oder funktioniert so und so!", dann wurden all die gesammelten Erfahrungen, Wahrnehmungen und Beobachtungen zum Grundstein unseres Weltbilds, unserer Realität.

Und immer mit von der Partie schleppen wir das ganze Paket energetischer Schwächen, die wir uns im Laufe unseres Lebens eingesammelt haben, und die so stark sein können, dass sie wie ein Filter über allem liegen und unseren klaren Blick auf unser eigenes Leben und das von anderen trüben.

Energetische Schwächen neutralisieren

Wenn wir eine energetische Schwäche gefunden haben, dann neutralisieren wir sie sofort. Denn wenn wir feststellen, dass wir eine Warze oder ein Hühnerauge am großen Zeh haben, laufen wir ja auch nicht bis ans Ende unseres Lebens damit herum, oder? Vielmehr wollen wir, dass das Ding so schnell wie möglich wieder verschwindet. Genauso ist es mit energetischen

Schwächen. Und das geht so:

Wir richten unsere Aufmerksamkeit auf die energetische Schwäche mit der Absicht, sie in eine energetische Stärke umzuwandeln, und denken nur einen einzigen Gedanken:

„Korrigiere!"

Was bewirkt der Gedanke „Korrigiere!"?

Er bewirkt, dass sich das Energiesystem auf der Stelle neu organisiert, harmonisiert und regeneriert. Die Energie, die vorher durch die Verwicklung blockiert war, kann wieder frei fließen.

Bei körperlichen Anliegen zeigt sich die Wirkung der Korrekturen sofort. Denn unser Energiefeld ist sozusagen die „Blaupause" für unseren Körper. Körperliche Probleme haben ihre Ursachen *immer* im Energiesystem auch wenn wir das in der Schule oder im Studium nicht gelernt haben.

Das erklärt, warum manche Krankheiten oder Symptome auch nicht auf der körperlichen Ebene gelöst werden können. Etwas, das seine Ursache auf der energetischen Ebene hat, beseitigt man nicht mit Tabletten. Und die Ursachen liegen fast immer auf der energetischen Ebene!

An Danielas Beispiel können wir die Wirkung der Korrekturen sehr gut nachvollziehen: In dem Moment, als die energetische Schwäche in Bezug auf das Attentat neutralisiert war, lösten sich bei ihr auch die dazugehörigen Manifestationen auf der körperlichen Ebene. Und das, ohne dass ich sie berührt habe!

Was genau ist also CQM?

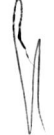

CQM ist Bewusstseinsarbeit. Und es ist angewandte Quantenphysik, denn unsere Gedanken wirken auf der Quantenebene.

Zusammengefasst kann man daher sagen:
CQM ist angewandte Quantenphysik in Verbindung mit Bewusstseinsarbeit.
„Und wie lange halten diese Korrekturen?". Das ist eine der Fragen, die im Laufe eines Erlebnisabends immer gestellt werden.

Die Antwort ist:

Wenn wir die *Kernursachen* eines Problems finden (ein Problem hat immer mehr als eine Ursache) und sie durch eine energetische Korrektur auflösen, dann löst sich das Problem in Nicht-Existenz auf, es verschwindet. Die Energie, die vorher blockiert war, fließt wieder frei, das Energiefeld sortiert sich neu – und der Körper folgt dem Energiefeld.

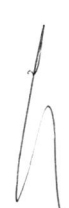

Und das alles funktioniert mit einem einzigen Gedanken?

Ja.

Können Sie sich jetzt vorstellen, warum es in vielen Büchern um die Kraft und die Macht unserer Gedanken geht? Und können Sie sich vorstellen, was mit den ungefähr 20.000 bis 80.000 Gedanken passiert, die täglich unseren Kopf verlassen?

Bei aller Einfachheit gilt dennoch: CQM ersetzt nicht den gesunden Menschenverstand (was auch immer das ist). Damit meine ich: Wir können nicht davon ausgehen, dass wir uns ab sofort in unseren Bürosessel setzen und nichts tun bzw. einfach nur denken „Korrigiere!" und die Arbeit erledigt sich von allein. Ein Auto fährt auch nicht, ohne dass man den Motor anschaltet und das Gaspedal tritt. Und es bringt einen auch nicht an das gewünschte Ziel, ohne dass man sich vorher die Mühe gemacht hat, darüber nachzudenken, wohin man will. CQM ersetzt daher auch nicht das Handeln. Auch wenn wir CQM anwenden, müssen wir weiterhin handeln.

Und CQM ist eine praktische Angelegenheit, die man nur durch das Tun lernen kann. Je öfter man mit den energetischen Korrekturen arbeitet, umso feiner wird die eigene Wahrnehmung. Und je feiner die eigene Wahrnehmung ist, umso schneller dringt man zu den Kernursachen eines Problems vor.

Wie unser Glaube unsere Realität bestimmt

Einer der größten Widerstände, die bewirken, dass sich im Leben eines Menschen nichts ändert, ist der Glaube: Der Glaube, dass das alles nicht funktionieren kann. Der Glaube daran, dass Heilung Zeit braucht. Der Glaube, dass es nicht sein kann, dass das Gebäude, in dem das Büro untergebracht ist, einen Einfluss auf die Umsätze hat. Der Glaube, dass die anderen an meinem Schicksal Schuld sind ... Allein zu den menschlichen „Glaubenssätzen" wurden bereits ganze Bücher geschrieben.

Dass der Glaube Berge versetzt, ist eine alte Lebensweisheit, die aus der Bibel stammt und die Sie sicher auch schon gehört oder in Ihrem Leben erfahren haben. Inzwischen hat sie längst auch in die Wissenschaft Einzug gehalten, zum Beispiel in die Zellbiologie. Hier werden die wissenschaftliche Forschung und gedankliche Konzepte wie „Heilung braucht Zeit" und „Bestimmte Krankheiten sind unheilbar" schon seit einiger Zeit gehörig auf den Kopf gestellt. Wenn Sie das Thema interessiert, empfehle ich Ihnen das Buch „Intelligente Zellen. Wie Erfahrungen unsere Gene steuern" von Bruce Lipton. Ich erwähnte es bereits im ersten Kapitel. Der Originaltitel heißt: „Biology of Beliefs" (frei übersetzt: „Biologie des Glaubens") und es geht darin unter anderem um unsere Gedanken und wie sie unsere vermeintlich unveränderlichen Gene beeinflussen.

Früher war für mich die Definition von Glaube: „etwas für wahr halten, etwas für wahr erachten".

Doch wer hält etwas für „wahr"? Bin ich das oder sind es die anderen, die mir beigebracht haben, dass etwas „so richtig" und „andersherum falsch" ist?

Heute würde ich sagen:

Unser Glaube ist das Produkt von allen Begebenheiten und Ereignissen, die wir erlebt und, bewusst oder unbewusst, bewertet haben.

Durch die Bewertung „Ja, das ist okay" oder „Nein, das ist nicht okay" ordnen wir unser Erleben ein, geben ihm einen Rahmen. Manchmal ist der Rahmen groß und weit wie das Meer und manchmal nur so groß wie ein Goldfischglas.

Bestimmt kennen auch Sie Situationen, in denen solche Bewertungen mit den Bewertungen anderer Menschen aufeinander prallen. Hier sind ein paar aus meinem Leben:

Wer geschieden ist, muss traurig sein

Kurz nachdem ich mich von meinem ersten Mann getrennt hatte, telefonierte ich mit meinem Steuerberater. Als er von der Scheidung hörte, tat ihm das sehr leid. Mir dagegen ging es bestens. Ich empfand die Trennung als äußerst befreiend und überhaupt nicht bemitleidenswert. Mein Steuerberater jedoch war über meine ausbleibende Trauer und Depression völlig entsetzt.

Multikulti

Ein paar Jahre später, als ich nach Kalifornien ging, fand ich mich urplötzlich in der Multikulti-Gesellschaft des Silicon Valley wieder. Täglich musste ich feststellen, dass andere Menschen andere Auffassungen vom Leben hatten als ich. Immer wieder diskutierte ich mit den anderen Mitarbeitern aus aller Herren Länder über Dinge, die für mich alltäglich waren und für die anderen überhaupt nicht. Wir lachten oft darüber, dass das, was die einen gut fanden, für die anderen total verabscheuungswürdig war, weil sie es so gelernt und die Lehren ihrer Sippe es für gültig angesehen hatten. Und nun arbeiteten wir alle zusammen für das gleiche Unternehmen und verfolgten trotz unterschiedlicher Weltanschauungen dieselben Ziele. In dieser Zeit, als Fremde unter Fremden in Kalifornien, haben sich mein Weltbild und mein Selbstverständnis wieder und wieder gewandelt.

E-Mails aus Japan

In dieser Zeit in Amerika habe ich auch verstanden, dass unsere Umgebung und die erste Sprache, die wir als Kind lernen, unser Weltbild entscheidend prägen.

Ich hatte damals oft E-Mail-Kontakt mit Japanern. Wenn ich eine englische E-Mail aus Japan bekam, klang sie für mein schwäbisches Ohr jedes Mal so, als müsse ich auf der Stelle meine Sachen packen und innerhalb von Minuten mit einem Diener auf der Hausmatte des Absenders stehen. So harsch und fordernd war der Tonfall.

Erst als ich mich selbst näher mit dieser Sprache beschäftigt habe, wurde mir klar, warum die E-Mails so klangen: Die Japaner hatten ihre muttersprachlichen Formulierungen eins zu eins ins Englische übersetzt. Und da die japanische Sprache sehr bodenständig und direkt ist, klang die Übersetzung sehr roh und befehlshaberisch für mein schwäbisches Ohr.

Der kleine Unterschied

Als ich zum ersten Mal nach Amerika kam, hatte ich den Eindruck, es gäbe alles nur in „world best"-Ausfertigungen. Angefangen vom „world best burger in town", dem „world greatest car dealer", der „world best music" und dem „world's largest fashion outlet" ... Alles hatte die Bezeichnung der Superlative.

Mein schwäbisches Gehirn geriet permanent in Verwirrung, wenn ein Geschäft mit "world greatest" bezeichnet wurde, wenn es in meinen Augen nur die Ausmaße eines ganz normalen Mittelständlers meiner Heimat hatte.

Eines Tages begriff ich: Wenn in Kalifornien etwas mit „best" bezeichnet wird, dann heißt das in meiner Muttersprache „gut".

Wie kam ich dahinter? Durch eine ganz banale Angelegenheit: Beim Kauf von Tampons.

Die Größe, die in Deutschland mit „normal" ausgeschrieben wird, bedenkt man in Kalifornien mit der Bezeichnung „super". Der Unterschied zwischen „normal" und „super" ist für einen Menschen, der im deutschen Sprachraum aufgewachsen ist, erheblich, während das Produkt, um das es hier geht, in den beiden Ländern absolut gleich groß ist!

Ich habe Ihnen diese vier Beispiele aus meinem eigenen Leben erzählt, um Ihnen zu zeigen, wie fatal es sein kann, wenn wir bestimmte Überzeugungen davon haben, wie die Welt funktioniert und wie sie nicht funktioniert.

Vielen Menschen kommt nicht in den Sinn, dass etwas auch eine ganz andere Bedeutung haben könnte. Im schlimmsten Fall verurteilen wir sogar die Bedeutungen, die ein anderer den Dingen gibt, und die unserer eigenen Zuordnung widersprechen. Die sogenannten „Glaubenskriege" sind eine Folge davon.

Mitte der 1990er Jahre fiel mir ein Buch in die Hände mit dem Titel „Life and Teaching of the Elders of the Far East", von Baird T. Spalding. Im Deutschen heißt das Buch: „Leben und Lehren der Meister im Fernen Osten".

Dieses Buch, im Original in fünf kleinen Bänden herausgegeben, beinhaltet die Erlebnisse von elf Forschern, die um 1900 nach Tibet reisten, um die Alten des Fernen Ostens zu treffen und eine Zeitlang zu begleiten. Als „die Alten" galten die Menschen, die seit mindestens 600 Jahren im gleichen Körper unterwegs waren.

Diese Alten beherrschten die Fähigkeit, von der Bildfläche zu verschwinden und Meilen entfernt davon wieder aufzutauchen. Heute würde man so etwas mit „Teleportation" bezeichnen. Diese Alten hatten außerdem die Fähigkeit, ihren Körper so zu erhalten, dass er über Jahrhunderte benutzbar und funktionstüchtig war.

Ein Satz aus dem Buch hat mich sehr beeindruckt: Baird T. Spalding, der Autor des Reiseberichts, fragte den Reiseführer der Gruppe, wie die Alten es denn bewerkstelligen, dass ihre Körper so lange funktionieren. Der Reiseführer grinste nur und sagte: „Stay away from people", „Halte dich fern von den Menschen."

Was wollte er damit sagen?

Er wollte damit sagen: Halte dich fern von den einschränkenden Ideen der Menschen, die bestimmen, was möglich ist und was nicht möglich ist, was geht und was nicht geht, wie Leben zu funktionieren hat oder auch nicht.

Sie kommen gerade an Ihre Grenze, was Ihren Glauben angeht, dass Menschen über 600 Jahre lang leben können? Lesen Sie die genauen Hintergründe im Buch nach.

Es geht mir aber hier auch nicht darum, dass Sie mir glauben. Wenn ich Ihnen solche Dinge erzähle, dann nicht, um Sie zu erschrecken, zu schockieren oder wütend zu machen. Sondern ich erzähle Ihnen davon, um Ihnen die Chance zu geben, dieses leise „Klick!" im Kopf zu hören. Sie erinnern sich? Das gleiche „Klick!", wie es die Lektüre von „Bericht vom Leben nach dem Tode" von Raymond A. Moody mit mir gemacht hat.

Wo Sie das „Klick!" hören – und ob überhaupt – bleibt ganz Ihnen überlassen.

Denn wenn du glaubst, du bist ein Fisch, dann bist du ein Fisch. Und wenn du glaubst, dass es ein Leben außerhalb des Aquariums gibt, das sich zu leben lohnt, dann wachsen dir in dem Moment, in dem du das denkst, Flügel.

Selbsttest: Woran erkenne ich, dass in meinem System energetische Verwicklungen vorliegen?

„Woran merke ich, dass ich energetische Verwicklungen im System habe?", werde ich immer wieder gefragt.

Ganz einfach: Durch Ihr Fühlen. Denn Gefühle sind eindeutig der beste Indikator, den wir uns vorstellen können.

Halten wir uns nicht lange mit Theorien darüber auf, was Gefühle sind und woher sie kommen, sondern probieren wir es einfach aus: Setzen Sie sich aufrecht hin, schließen Sie die Augen und denken Sie an ein Ereignis aus Ihrem Leben, bei dem Sie sich entsetzlich geärgert haben. Lassen Sie dieses Ereignis in allen Farben vor Ihrem geistigen Auge aufleben.

Wie reagiert Ihr Körper darauf?

Manche Menschen bemerken an dieser Stelle einen Druck in der Magengegend. Bei manchen steigt der Herzschlag oder sie spüren einen Druck auf der Schulter oder einen Kloß im Hals. Wieder andere bekommen weiche Knie oder ein Ziehen im Rücken. Wie auch immer Ihre eigene Körperreaktion jetzt ist: So „fühlt" sich eine energetische Schwäche an.

Diese Reaktionen entziehen sich unserer bewussten Steuerung, da unser Körper und unser Nervensystem automatisch auf das neue Schwingungsmuster reagieren, ohne unseren bewussten Auftrag. Oder haben Sie Ihrem Körper gesagt, dass er so fühlen soll, wie er sich gerade gefühlt hat? Ich denke nicht.

Unser Körper reagiert immer. Er reagiert auf alle Schwingungen und Informationsmuster, auf die wir unsere Aufmerksamkeit lenken. Und er reagiert sogar auf Dinge und Ereignisse, die uns nicht oder nicht mehr bewusst sind.

Häufig hören Sie von mir den Satz „Energie folgt der Aufmerksamkeit" bzw. „Aufmerksamkeit lenkt Energie". Das Ganze passiert in Bruchteilen von Sekunden. Wir können also nicht nicht reagieren, auch wenn wir es willentlich noch so sehr versuchen.

Zurück zu unserer Versuchsreihe. Erweitern wir sie um ein zweites Ergebnis: Setzen Sie sich nochmals aufrecht hin, schließen Sie die Augen und lassen Sie jetzt den glücklichsten Moment Ihres Lebens vor Ihrem geistigen Auge aufleben.

Malen Sie ihn in allen Farben und Formen aus und fügen Sie alle beteiligten Menschen oder Tiere, Geräusche, Geschmäcker, Gerüche und Stimmen hinzu, bis die Szene so komplett ist, wie sie zu jenem Zeitpunkt war.

Achten Sie auch hier darauf, wie Ihr Körper reagiert. Achten Sie darauf, wo Sie in Ihrem Körper eine Veränderung bemerken.

Manche Menschen haben hier das Gefühl, dass sich ihr Brustkorb ausdehnt, dass sie tiefer durchatmen können, dass sich ihr ganzer Körper entspannt oder sich die Empfindung von Leichtigkeit einstellt.

Auch diesmal hat Ihr Körper automatisch reagiert, nur, weil Sie Ihre Aufmerksamkeit auf das von Ihnen gewählte Ereignis gelenkt haben. Oder haben Sie ihm diesmal gesagt, wie er sich fühlen soll? Ich glaube nicht.

Sie können diese Referenzerfahrung in Zukunft so für sich nutzen: Reagiert Ihr Körper auf ein Ereignis, einen Gedanken oder ein Gefühl vergleichbar wie in dem Moment, als Sie sich an Ihr *Ärger-Erlebnis* erinnert haben, dann können Sie davon ausgehen, dass Sie, bezogen auf das Ereignis, energetische Schwächen im System haben.

Reagiert Ihr Körper dagegen so ähnlich wie in der Erinnerung an das schönste Erlebnis in Ihrem Leben, dann können Sie davon ausgehen, dass an dieser Stelle keine energetische Schwäche in Ihrem System vorliegt.

„Wenn du reich bist, dann stößt dir halt was anderes zu" (Faes Geschichte)

Ich habe vorhin gesagt, dass unser Körper bzw. unser Energiesystem auch auf Dinge reagiert, die uns nicht oder nicht mehr bewusst sind. Dazu möchte ich Ihnen gerne noch folgende Geschichte erzählen.

Meine Freundin Fae ist eine sehr erfolgreiche Immobilienmaklerin in der San Francisco Bay Area. Vor einigen Jahren litt sie an unerklärlichem Haarausfall. Sie hatte schon alles versucht, um ihn zu stoppen, war bei Dutzenden konventionellen und alternativen Medizinern gewesen und hatte ein kleines Vermögen für alle erdenklichen Mittel und Behandlungen ausgegeben, doch nichts half. Sie bat mich, an ihrem Haarausfallproblem zu arbeiten. Ich testete also ihr Energiesystem durch und nahm eine Reihe von Korrekturen vor. Plötzlich stieß ich auf den Begriff „Feuer" in Zusammenhang mit einem Trauma. Feuer testete extrem schwach, genauso wie Liebe, Tod und alles, was damit in Beziehung stand.

Als ich laut aussprach, was ich gerade getestet und korrigiert hatte, erzählte mir Fae ein Ereignis aus ihrer Kindheit, über das wir nie zuvor gesprochen hatten: Als sie zwei Jahre alt war, sah sie, wie ihre ältere Schwester verbrannte. Die Schwester hatte versucht, den Kamin anzuzünden und hatte sich versehentlich mit Petroleum bespritzt. Ihr Körper fing Feuer. Die Mutter hörte ihre Schreie und kam ihr zu Hilfe, doch Faes Schwester starb später im Krankenhaus.

Fae blieb alleine zu Hause bei den Hausangestellten, als ihre Mutter und ihre Schwester im Krankenhaus waren. Die Angestellten meinten, sie hänseln zu müssen und erschreckten sie. „Wenn du reich bist, dann stößt dir halt was anderes zu" waren gängige Redensweisen damals. Ein Satz, der sich in Faes Unterbewusstsein einbrannte und über die folgenden Jahre seine volle Wirkung entfaltete:

Kurz nach diesem Ereignis starb Faes Bruder bei einem Autounfall, was die Beziehung ihrer Eltern hart auf die Probe stellte. Weiterhin erzählte mir Fae, dass sie zwei Töchter hat, und wann immer das Verhältnis zu ihnen anfängt, harmonisch zu werden, passiert etwas „aus heiterem Himmel", das die Stimmung trübt. Parallel dazu erlebte sie auch beruflich immer dann große Rückschläge, wenn es ihr gerade finanziell sehr gut ging. Sie verlor plötzlich viel Geld oder gab mir nichts, dir nichts alles auf. Alles deutete darauf hin, dass ihr sofort „etwas anderes zustoßen" müsse, wenn es ihr gerade einmal gut ging.

Was sehen wir an Faes Geschichte?

Wir sehen daran, dass es etwas in uns gibt, das alle Ereignisse unseres Lebens exakt aufzeichnet. Und wenn wir uns nicht mit ihnen konfrontieren und sie auflösen, wirken sie sich auf unser gesamtes Leben aus, auch, wenn wir sie längst vergessen haben. Unser Unterbewusstsein und unser Energiefeld vergessen nichts.

Wenn energetische Schwächen in beide Richtungen vorliegen

Als ich an diesem Kapitel arbeitete, war ich, wie so oft übers Jahr, auf Seminartour unterwegs. Abends im Hotel wollte ich noch ein paar Gedanken dazu notieren, wie es dazu kommt, dass energetische Schwächen manchmal in gegensätzliche Richtungen wirken können, also z.B. auf das Konzept „Erfolg" und auf das Konzept „Misserfolg" gleichzeitig.

Ich vertagte das Aufschreiben auf den nächsten Tag und siehe da: Beim Frühstück traf ich auf ein passendes Beispiel. Am Tisch neben mir saßen sieben Leute, Männer und Frauen, alle etwa um die Fünfzig. Als ich mich an meinen Tisch setzte, wehten folgende Gesprächsfetzen zu mir herüber:

„Ja, und stell dir vor, er hat sich ein nagelneues Auto gekauft. Einen Touareg. Der kostet neu so um die 50.000. Und seiner Freundin hat er einen Passat XXL (oder so was Ähnliches) gekauft, der kostet auch um die 34.000."

„Das kann doch gar nicht sein. Wo hat der denn bloß das Geld her?"

„Der muss geerbt haben."

„Ich vermute, er macht krumme Geschäfte. Auf ehrliche Weise kann man in so kurzer Zeit nicht so viel Geld verdienen!"

„Stimmt, das hab ich mir auch schon gedacht. Denn für Autos kriegt man nicht so einfach so 'nen Batzen Geld von der Bank. Ich weiß das, ich hab' gebaut. Für Autos gibt's nicht so schnell was wie für ein Haus!"

„Würd' mich interessieren, mit wem er Geschäfte macht ..."

Ich traute meinen Ohren nicht. Denn diese Gesellschaft schien eine Szene nachzuspielen, die aus dem CQM 2 Seminar hätte stammen können, wo es um unser Geld und unsere Finanzen geht!

Ich dachte immer, ich hätte dieses Beispiel erfunden, um zu verdeutlichen, wie energetische Verwicklungen im finanziellen Bereich entstehen!

Sie entstehen nämlich u.a. durch die Gespräche anderer über das Thema Geld: Wie reden Menschen über Menschen, die mehr Geld haben? Und wie reden sie über Menschen, die weniger haben?

Aber diese Gruppe, die da an meinem Nebentisch saß, war real! Und jetzt stellen Sie sich vor, was diese Gruppe sagen würde, wenn sie über jemanden reden würde, der weniger Geld hat als sie. Das würde sich höchstwahrscheinlich so anhören:

„Dem sein Vater hat es schon zu nichts gebracht."

„Schon sein Großvater hat alles in die Kneipe getragen."

„Seine Frau ist auch ganz schön bequem. Die könnte ruhig arbeiten, jetzt, wo die Kinder aus dem Haus sind, dann bräuchte sie nicht immer aufs Rathaus, um Wohnungshilfe zu beantragen!"

Solche und ähnliche Sätze kennen Sie vielleicht aus ihrer eigenen Kindheit: Dass es schlecht ist, viel Geld zu haben, und dass es schlecht ist, wenig Geld zu haben. Und wie wir auch am

Beispiel von Fae gesehen haben, entgeht Kinderohren nichts. Und so lagert sich im System eines Kindes Folgendes ab:

Die Großen reden schlecht über viel Geld. Also ist es schlecht, viel Geld zu haben und sich teure neue Autos zu kaufen.

Und: Die Großen reden schlecht über wenig Geld. Es ist schlecht, kein Geld zu haben und arm zu sein.

Wie Giftstoffe lagern sich diese Sätze in unserem Energiesystem ab. Und beide Sätze, beide Konzepte, schwächen das Energiesystem gleichermaßen. Folglich sind wir für den Rest unseres Lebens, energetisch gesehen, „im Stress", denn egal was im Laufe der Jahre in Bezug auf das Thema Geld passiert, es wird immer eine der Schwächen angeregt.

Hier noch ein weiteres Beispiel dazu:

In einem der Seminare saß eine junge Dame um die dreißig. Ich wurde während einer der Übungen zu ihr gerufen, denn sie saß wie versteinert auf ihrem Platz. Sie war sehr schlank, etwa 1,75 m groß und hatte tolles, glänzendes blondes Haar. Sie trug es allerdings eher schlecht als recht am Hinterkopf zusammen gebunden. Auch ihre Jeans saßen schlecht und sie trug ein schlabbriges, ausgewaschenes T-Shirt und Turnschuhe, die auch schon bessere Tage gesehen hatten. Sie hatte feuchte Augen.

Ihre Übungspartnerin saß ihr gegenüber und war erstaunt. „Ich habe bei ihr eine energetische Schwäche gefunden auf das Konzept „groß, blond und schlank sein". Dabei ist das doch toll, so groß und so schlank zu sein und so tolle Haare zu haben!"

Die blonde Dame schüttelte nur den Kopf. „Mein Vater hat früher unsere Nachbarin, die auch so groß war wie ich und ähnliche Haare hatte, immer als Schlampe und Nutte bezeichnet. Ich will nicht groß, schlank und blond sein. Dann werde ich immer nur von den Männern angestarrt und angetatscht! Deshalb kleide ich mich möglichst unauffällig."

Ich korrigierte zusammen mit ihrer Übungspartnerin alle energetischen Schwächen rund um das Konzept „groß, blond und schlank".

Aus einem Geistesblitz heraus, sagte ich: „Teste jetzt auch noch „klein, pummelig und schwarzhaarig sein".

Wieder fing die blonde Dame an zu weinen. „Meine Stiefmutter, zu der wir nach der Scheidung meiner Eltern mit meinem Vater gezogen sind, ist klein, pummelig und schwarzhaarig. Ich kann sie nicht ausstehen!"

Wir korrigierten wieder alles, was um dieses Konzept herum lag und es ging ihr zusehends besser.

Hieran sieht man noch einmal sehr schön, dass energetische Schwächen durch alles, restlos alles ausgelöst werden können: durch Farben, Formen, Geräusche, Menschen, Tiere, Gegenstände, Redensarten, Verhaltensweisen, Ereignisse … und durch unsere Bewertungen dazu.

Energetische Schwächen bestimmen unser Leben. Wenn auf einer Idee oder einem Konzept eine energetische Schwäche liegt, dann bringt uns diese Schwäche dazu, von diesem Konzept mehr zu tun – oder uns davon zurückzuziehen.

Wenn auf dem Gedanken, „geliebt zu werden" und auf dem Gedanken, „nicht geliebt zu werden" eine Schwäche liegt, dann kann unser Partner oder unsere Partnerin tun, was er/sie will – es wird nichts recht sein, weil immer eine der beiden Verwicklungen angeregt wird.

Übrigens: Die blonde Dame kam am nächsten Tag mit offenen Haaren und einem schicken Sommerkleid ins Seminar. Sie strahlte mich an und meinte, jetzt könne sie mit einem guten Gefühl zeigen, was sie hat.

Wie oben, so unten. Wie innen, so außen: Es spielt keine Rolle, wo wir mit den Korrekturen beginnen

Es hat sich in meinen Erfahrungen mit CQM herausgestellt, dass es unerheblich ist, wo wir mit den energetischen Korrekturen anfangen. Und wenn wir uns das Hermetische Prinzip in Erinnerung rufen, das besagt „Wie oben, so unten. Wie innen, so außen", dann macht das durchaus Sinn.

Laut den Forschungen der Quantenphysiker und Biophysiker, steht unser Körper in ständiger Interaktion mit allen umgebenden Feldern: mit dem elektromagnetischen Feld der Erde, den Feldern unserer Umgebung und den Feldern anderer Menschen.

Nehmen wir Hegels Idee dazu, dass alles, was in der materiellen Welt existiert, seinen Ursprung in der immateriellen Welt hat und diese beiden Bereiche in ständiger Wechselwirkung stehen, dann beeinflussen sich das Materielle und das Immaterielle permanent.

Aus diesem Grund können wir auf jeder Ebene anfangen zu korrigieren und beeinflussen dadurch alle anderen Ebenen: Die körperliche Ebene beeinflusst z.B. die emotionale und die mentale Ebene – und umgekehrt, in allen Variationen. Unser Körper ist in ständiger Wechselwirkung mit unserer Umwelt, anderen Lebewesen, ja, mit dem gesamten Universum.

Es ist wie im Aquarium: Ein Flossenschlag macht Wellen, die das ganze übrige Wasser beeinflussen und in Bewegung bringen.

Warum Affirmationen und Visualisierungen manchmal nicht helfen

Wenn unsere Gedanken eine solch enorme Wirkung haben, dann könnte man meinen, dass folgende Schlussfolgerung zutrifft:

„Wenn ich viele positive Gedanken habe, dann passiert viel Gutes in meinem Leben."

Ja und Nein.

Ich weiß noch, dass vor vielen Jahren sehr lange das Buch „Denke nach und werde reich" von Napoleon Hill auf meinem Nachttisch lag. Dazu gesellten sich innerhalb kürzester Zeit die Bücher von Joseph Murphy, Erhard F. Freitag und viele weitere rund um die Kraft von Affirmationen und Visualisierungen.

Der Stapel wurde immer höher und höher und bald war mein Nachttisch ganz eingemauert von den Büchern aller Erfolgsautoren der 1980er Jahre.

Ich hatte ein halbes Jahr vorher angefangen, im Vertrieb eines Finanzdienstleisters zu arbeiten. Der Ehrgeiz hatte mich gepackt und ich wollte unbedingt erfolgreich sein. Also „zog" ich mir alles rein, was es zu diesem Thema zu lesen gab:

Ich affirmierte und meditierte, stellte mir vor, wie die Kunden reihenweise meine Verträge unterschrieben und wie ich mich freuen würde, wenn ich die letzten Hypothekenzinsen für unser Haus bezahlt hätte. Ich nutzte jede freie Minute, um mir meine Ziele vorzustellen und sie aufzuzeichnen.

Eines Tages, als ich im Swimmingpool gerade meine Bahnen zog und wieder einmal meine ganzen Verkaufserfolge visualisierte, hatte ich plötzlich das Gefühl, dass auf meiner Schulter ein kleines grünes Männchen mitschwamm, das die ganze Zeit kicherte: „Hi, hi, hi, das glaub ich alles nicht! Geldverdienen kann nicht so einfach sein: Nur hingehen und reden und dafür Geld kriegen. Geht nicht!"

Verwirrt stieg ich aus dem Schwimmbecken. Geldverdienen kann nicht einfach sein. Davon stand doch nichts in all den Büchern. Es hieß doch immer, ich müsste es mir nur vorstellen und dann würde es auch wahr!

Ich wusste damals noch nichts mit diesem kleinen grünen Männchen anzufangen, sondern checkte alles rund um mein Aussehen und mein Auftreten, was meine Kunden davon abhalten könnte, bei mir zu kaufen.

Erst viele Jahre später begriff ich: In meinem Energiesystem war extrem viel „emotionale Ladung", wie wir bei CQM sagen, auf dem Satz: „Es kann nicht leicht sein, Geld zu verdienen." Dieser Gedanke ging mir mitten in Frankfurt an einer roten Ampel durch den Kopf.

Wie war ich darauf gekommen?

Ich war damals an der besagten Ampel die nächsten Termine im Kopf durchgegangen und hatte die Provisionen überschlagen, die ich bekommen würde, wenn die jeweiligen Kunden die präsentierten Produkte kauften. Und ich dachte daran, dass ich so viel Geld in meinem alten Job höchstens im ganzen Quartal verdient hätte – mit wesentlich mehr Zeitaufwand, Hirnschmalz, Kreativität, Ärger, Stress usw.

Ich kam mir einen Moment lang richtig schlecht vor, als ich das dachte. Plötzlich waren die alten Sätze der Erwachsenen meiner Kindheit wieder in meinem Kopf. Und ab dem Tag, tauchte jedes Mal, wenn ich mir vorstellte, wie ich einen erfolgreichen Verkaufsabschluss tätigte, dieses kleine grüne Männchen auf meiner Schulter auf – mit meiner ganzen Sippe im Schlepptau. „Geht nicht so leicht, Geld zu verdienen! Du doch nicht! Was bildest du dir eigentlich ein? ...". Ich hatte den Kern gefunden.

Ohne diese Erkenntnis hätte ich mich für den Rest meines Lebens dumm und dämlich affirmieren können, es hätte nichts gebracht.

Wo auch immer in unserem Energiesystem noch Schwächen am Werk sind, können Affirmationen, Visualisierungen und andere Methoden nicht Fuß fassen und uns zu den gewünschten Zielen führen.

Wenn Sie also gerne affirmieren, dann ist die Reihenfolge:

Erst korrigieren, dann affirmieren. Dann steht Ihrem Sprung aus dem Aquarium nichts mehr im Wege. Es sei denn, Sie möchten lieber drin bleiben!

Ein Gutes hatte die ganze Sache mit dem kleinen grünen Männchen allerdings:

Wenn ich damals schon CQM gekannt hätte, gäbe es heute wahrscheinlich kein CQM in Form von Erlebnisabenden, Seminaren etc. Ich wäre dann nämlich einfach in meinem Job bei dem Finanzdienstleister geblieben, hätte für mich allein mit CQM an meinem Geldproblem gearbeitet, meine Provisionen daraufhin mit links gemacht – und überhaupt keine Notwendigkeit verspürt, mich auf die Suche nach anderen Bereichen zu machen, in denen ich mein Potenzial besser nutzen kann. Und ich hätte viele Menschen, die für meinen Weg wichtig waren, nie kennen gelernt!

3

Warum Dornröschen heute nicht mehr 100 Jahre schlafen muss: CQM in der Coaching-Praxis

„Dornröschen schlafe hundert Jahr, hundert Jahr, hundert Jahr ...“

Kennen Sie die Geschichte von der schönen Königstochter, die aufgrund eines bösen Fluchs in einen tiefen Schlaf fiel und erst nach hundert Jahren von einem Königssohn gerettet wurde?

Hundert Jahre auf die Rettung warten, das ist arg lang, oder?

Stellen Sie sich vor, vor Ihnen sitzt Ihre Mutter, der es akut in den Bandscheiben zwickt, oder, wenn Sie im Coaching-Bereich tätig sind, ein Klient, der beruflich nicht mehr ein und aus weiß und der außerdem jeden Abend Stress mit seiner Frau hat ... Würden Sie einem von beiden sagen wollen: „Ich helfe Ihnen gerne, aber es kann ein paar Jahre dauern, bis Sie sich besser fühlen, erfahrungsgemäß etwa hundert ...?“

Wenn Sie das sagen, würde Ihnen garantiert einer von den beiden an die Gurgel springen oder entsetzt rausrennen und Sie könnten Ihre Coaching-Praxis dicht machen, oder?

Zum Glück müssen wir heutzutage nicht mehr so lange warten, bis es uns und anderen besser geht, denn wir haben ja CQM.

In diesem Kapitel erzähle ich Ihnen, wie ich herausfand, dass man mit CQM nicht nur sich selbst, sondern auch anderen helfen kann und was man bei der Arbeit mit anderen Menschen unbedingt beachten sollte.

79

Wie ich herausfand, dass wir CQM nicht nur für uns selbst anwenden können

Den ersten Kontakt mit der Auflösung energetischer Verstrickungen hatte ich Ende der 1980er Jahre, Anfang der 1990er Jahre in einem Seminar.

Im Seminar ging es darum, wie die Energien fließen, wenn zwei Menschen miteinander kommunizieren, wie es sich anfühlt, wenn der eine dem anderen einen Gedanken schickt und wie wichtig es ist, einen Satz klar vorzudenken, bevor man ihn ausspricht, da der Gedanke schon beim Gegenüber ankommt, bevor wir überhaupt den Mund aufmachen. Unsere Worte sind also eigentlich nur noch eine Bestätigung des Gedankens.

In diesem Seminar durchkämmten wir unser gesamtes Leben von der Kindheit an, immer auf der Suche nach Entscheidungen, die wir in vermeintlich lebensbedrohlichen Situationen getroffen hatten. Entscheidungen, die nachweislich unsere Persönlichkeit schwächten und uns davon abhielten, unser Leben in seiner ganzen Größe und Fülle zu leben.

Eine Entscheidung nach der anderen lösten wir auf, mit unserem Bewusstsein, unseren Gedanken und Gefühlen. Mein Körper reagierte darauf jedes Mal mit großer Erleichterung.

Dieses Seminar war, wenn man so will, eine der Grundlagen zu CQM, wie ich es heute in den Seminaren vermittle. Doch der eigentliche Groschen fiel erst viel später, nämlich als ich in einer Veranstaltung des Chinesen Kam Yuen saß und feststellte: „Der macht ja das Gleiche wie wir damals im Seminar!" Mit dem Unterschied, dass Kam Yuen uns zeigte, wie wir energetische Schwächen und Turbulenzen auch erfolgreich bei anderen Menschen anwenden können und nicht nur bei uns selbst.

Warum war ich darauf nicht vorher gekommen? Jeder, der ein Pendel hat, weiß, dass man sein Pendel mit seinen Gedanken beeinflussen kann. Denkt man „rechts herum", schwingt es rechts herum. Denkt man „links herum", schwingt es links herum. Es ist das gleiche Phänomen wie das Gefühl, wenn uns jemand von hinten anstarrt. Wir sprachen schon darüber.

Mit unseren Gedanken beeinflussen wir nicht nur uns selbst, sondern auch andere. Permanent und jeden Tag, an dem wir leben.

Wieder einmal hatte es also „Klick!" in meinem Kopf gemacht, als ich begriffen hatte, dass wir auch anderen Menschen dabei helfen können, ihr Leben und ihre Beziehungen harmonischer, erfüllter, erfolgreicher u.v.m. zu gestalten.

Die „Dornröschen-Taktik", die darin besteht, sich auf den Rücken zu legen, die Augen zu schließen und darauf zu warten, bis der nächste Prinz vorbeikommt, über die Dornenhecke kraxelt und uns ein schönes Leben mitbringt, einen neuen Job, ein sexy Cabrio und einen superrentablen Fonds bei der Märchen-Bank – diese Taktik brauchen wir dann nicht mehr. Es sei denn, wir wollen es so. Die Entscheidung liegt bei uns.

Wo kann CQM überall eingesetzt werden?

Ich kenne viele Menschen, die CQM als Werkzeug zum Selbstcoaching einsetzen: um ihre persönlichen Ziele zu erreichen wie z.B. harmonischere Beziehungen zu Hause oder im Beruf, die Verbesserung ihrer Kontozahlen oder auch die Verbesserung ihrer Gesundheit.

Und genauso kenne ich viele Menschen, die CQM sehr erfolgreich in der Beratungs- und Coaching-Praxis einsetzen: zur Begleitung der verschiedensten Therapieformen, zur Leistungssteigerung beim Sport, bei Lernschwierigkeiten in der Schule, Prüfungsängsten, Stress am Arbeitsplatz oder wichtigen Karriereentscheidungen. Ich kenne auch Leute, die mit CQM an ihren Haustieren arbeiten oder an ihren Pflanzen, an ihrem Computer, ihrem Auto …

„Wo ist die Grenze von CQM?", werde ich oft gefragt.

Ich kann dazu nur sagen: „Ich weiß es nicht!".

Es erreichen mich so oft Erfahrungsberichte aus Bereichen, an die ich noch nicht einmal *gedacht* habe, dass es mich immer wieder erstaunt und mit Freude und Ehrfurcht erfüllt, dass so etwas überhaupt möglich ist. Für mich sieht es so aus, als ob der Anwendungsbereich von CQM nur durch unsere Phantasie begrenzt ist.

Haben Sie einfach ein bisschen Mut. Werden Sie Ihr eigener Pionier und finden Sie für sich heraus, wo Sie CQM einsetzen können, wo Ihr persönliches Talent liegt und das Feld, auf dem Sie einen Beitrag leisten wollen.

CQM bei Kindern

Vielleicht haben Sie eigene Kinder. Oder Sie kennen Kinder und haben ihnen schon mal dabei zugeschaut, wie sie sich Bilderbücher anschauen.

Kinder nehmen Bilder und Geschichten sehr genau auf. Sie saugen sie förmlich in sich hinein. Und genauso intensiv nehmen sie auch die Gedanken und Emotionen der *Menschen* um sie herum auf.

Da die Arbeit mit CQM bei Kindern ein paar besondere Aspekte hat, widme ich ihr hier einen eigenen Abschnitt.

Viele der energetischen Verwicklungen, von denen wir im letzten Kapitel gehört haben, entstehen schon in der Zeit zwischen unserer Geburt und den ersten Schuljahren. Denn das Gehirn von Kindern arbeitet bis zum siebten Lebensjahr schwerpunktmäßig auf der Alpha-Frequenz von 7 bis 14 Hz. (Sie erinnern sich: Das ist die Frequenz, in die ich während meines Deutschaufsatzes damals in der Schule „aus Versehen" hineingerutscht war.)

Diese Frequenz ermöglicht uns den Zugriff auf Informationen, an die wir im normalen Tagesbewusstsein nicht herankommen.

So erklärt es sich auch, dass viele Kinder bis zum Alter von etwa sieben Jahren imaginäre Freunde haben: Sie sehen, hören oder spielen mit Wesen, die für uns Erwachsene unsichtbar sind. Meine beiden Nichten hatten so einen unsichtbaren Freund. Er hieß „Brylon". Der Beschreibung nach war er etwa einen halben Meter groß, hatte ein zwergenhaftes Aussehen und war sehr lustig und immer zu Späßen aufgelegt. Die beiden Mädchen waren nicht die einzigen, die Brylon sahen. Denn ein paar Jahre später spielte auch ihr kleiner Bruder mit jemandem, dem er den Namen Brylon gab.

So, wie die Kinder in diesem Alter Wesen wahrnehmen können, die wir nicht mehr sehen können, so nehmen sie auch unsere Gedanken und Gefühle wahr. Sie lesen darin, wie in einem Buch! Und alles, wirklich alles, dringt völlig ungefiltert und unbewertet in sie hinein, einfach auf Grund der Hirnfrequenz, in der sie sich bewegen.

Die folgenden Geschichten zeigen, wie sensibel Kinder auf das reagieren, was uns Erwachsenen so im Kopf und im Herzen rumgeht, und was das für uns bedeutet.

Warum Max jetzt ohne Schreien einschlafen kann

Jeden Abend, wenn mein Schwager Gerhard von der Arbeit nach Hause kam, was meistens nach 20 Uhr war, verschwand seine Frau sofort nach der Begrüßung wieder im Kinderzimmer, in dem der viermonatige Sohn Max wie am Spieß schrie. Max wurde von der Mutter getröstet und herumgetragen, doch er konnte sich nie beruhigen – bis er in die große Wohnküche getragen wurde, in der sein Vater saß. Erst auf seinem Arm wurde er ruhig. Nachdem ich mit Gerhard eines Tages darüber sprach, wie unsere Gedanken auf die Kinder wirken, gab er acht, was er dachte. Und machte eine spannende Entdeckung: Jedes Mal auf der Fahrt nach Hause dachte er: „Jetzt ist es schon wieder so spät, dass die Kinder im Bett sind. Ich will doch Max noch so gerne sehen und mit ihm spielen."

Gerhard war sehr stolz auf Max. Es war der ersehnte Sohn, nachdem er und seine Frau schon zwei Mädchen bekommen hatten.

An dem Tag, als wir über die Wirkung unserer Gedanken gesprochen hatten, lenkte er seine Gedanken zum ersten Mal bewusst in eine andere Richtung: „Es ist schön, dass die Kinder schon im Bett sind und so gut schlafen." Diesen Gedanken der Zufriedenheit und

Gelassenheit schickte er an alle drei Kinder.

An diesem Abend gab es kein Geschrei. Max schlief friedlich in seinem Bettchen, als Gerhard nach Hause kam. Auch Gerhards Frau fiel die Veränderung auf. Drei Tage lang ging das so: Jeden Abend, wenn Gerhard nach Hause kam, war himmlische Ruhe in der Wohnung. Am vierten Tag wollte Gerhard es wissen: Auf der Nachhausefahrt dachte er ganz intensiv daran, dass er heute Abend gerne noch mit Max spielen würde.

Was denken Sie, was passierte? Genau. Max brüllte wieder wie am Spieß und war erst wieder zu beruhigen, als er auf dem Arm seines Vaters lag.

Der kleine Max hat die Gedanken und Gefühle seines Vaters sehr genau gespürt und unbewusst alles daran gesetzt, damit sie wahr wurden.

Erkennen Sie sich in der Geschichte wieder oder haben Sie schon ähnliche Situationen erlebt? Dann beobachten Sie in nächster Zeit mal Ihre eigenen Gedanken und Gefühle. Es könnte sein, dass sie schon wahrgeworden sind!

Dass dieses Beispiel noch relativ harmlos ist, zeigt uns die nächste Geschichte, in der es darum geht, wie unsere Gedanken sogar die Gesundheit unserer Kinder beeinflussen können.

„Ich habe den Kindern keine Luft zum Atmen gelassen"

Martina hatte zwei Kinder. Eine Tochter, die schon zur Schule ging, und einen kleinen Sohn im Kindergartenalter. Seit ihr Sohn auf der Welt war, ging Martina nicht mehr arbeiten und war „nur noch" für die Kinder da. Was auch dringend nötig schien, denn der Junge war die Hälfte der Zeit nicht im Kindergarten. Er hatte eine ganze Reihe von Allergien, regelmäßige Asthmaanfälle, war andauernd erkältet und lag krank im Bett. Martina war verzweifelt.

Als sie anfing, mit CQM zu arbeiten, wurde sie sehr wachsam, was ihre Gedanken anging: Ob sie wohl eine gute Mutter sei, war einer ihrer Standardgedanken. Ohne „richtige" Arbeit würde sie nicht mehr anerkannt. Außerdem hatte sie ein schlechtes Gewissen, dass sie nicht mehr zum Haushaltsgeld der Familie beitrug. Ihre Mutter hatte doch auch gearbeitet, obwohl sie zwei Kinder hatte!

Martina kam deshalb für sich zu dem Schluss: Wenn sie schon nicht arbeitete, dann musste sie eben eine besonders gute Mutter sein und ihre Kinder auf Schritt und Tritt behüten, ihnen jeden Wunsch von den Augen ablesen …

Martina gab ihr Bestes. Aber es gab Tage, da gelang es ihr nicht, alle Ansprüche, die sie an sich selbst hatte, zu ihrer Zufriedenheit zu erfüllen. Die Folge waren massive Schuldgefühle. Als Martina sie alle aufgedeckt und korrigiert hatte, sagte sie plötzlich: „Ich habe den Kindern ja gar keine Luft zum Atmen gelassen."

Nach den Korrekturen, die Martina bei sich selbst durchgeführt hatte (nicht an ihrem Sohn!), verschwanden die Asthmabeschwerden ihres Sohnes zusehends. Den Rest seiner Kindergartenzeit verbrachte er spielend mit anderen Kindern statt krank im Bett.

Wie wir an diesem Beispiel sehen, wirken unsere Gedanken und Gefühle immer, egal ob wir uns dessen bewusst sind oder nicht. Und das kann so weit gehen, dass wir den anderen bis zur Lebensunfähigkeit lahmlegen.

Hier ein Beispiel dazu:

Ein Baby atmet auf

Nach einem Erlebnisabend kam eine junge Frau auf mich zu und fragte mich, ob ich mit ihrer 14monatigen Tochter arbeiten könne. Die Tochter hatte nach der Geburt nicht von allein zu atmen begonnen und wurde künstlich beatmet. Eine Qual für das Kind und alle beteiligten Familienmitglieder, die miterleben mussten, wie dem winzigen Bündel ein Luftröhrenschnitt gesetzt wurde und es an eine Beatmungsmaschine angeschlossen wurde.

Nach einem Jahr (!) durfte das Kind nach Hause. Eine private Krankenschwester wurde engagiert und ein 60.000 Euro teures Beatmungsgerät für das Kinderzimmer angeschafft. Eine anstrengende Zeit für die Familie begann.

Ich fing an, mit der Mutter des Kindes zu arbeiten und korrigierte eine ganze Reihe von Schwächen in ihrem Energiesystem bezogen auf die Geburt. Dann lenkte ich mein Bewusstsein auf die Schwangerschaft.

Immer wieder, wenn ich in den Beginn des vierten Schwangerschaftsmonats reintestete, spielte mein Nervensystem verrückt und ich hatte das Gefühl, als zöge es mich in den Boden hinein.

Auf meine Frage, was denn im vierten Monat ihrer Schwangerschaft gewesen sei, brach die junge Frau in Tränen aus und erzählte mir, dass sie in jenem Monat die Schwangerschaft nicht mehr vor ihrer Schwiegermutter geheim halten konnte. Die Mutter ihres Mannes war

87

immer gegen die Ehe gewesen und hatte gehofft, dass sie sich eines Tages wieder trennen würden. Mit der Schwangerschaft der Schwiegertochter sah sie die Hoffnung auf eine Scheidung schwinden und machte ihr das Leben zur Hölle. Viele verletzende und beleidigende Worte waren gefallen.

Ich korrigierte alle schwächenden Einflüsse der Beleidigungen und emotionalen Verletzungen bei der Mutter des Babys und beim Kind selbst. Einige weitere CQM Anwender setzten die Korrekturen noch einige Tage fort. Kurze Zeit später atmete das Kind allein und brauchte nicht mehr künstlich beatmet zu werden.

Was zeigt uns diese Geschichte?

Sie zeigt uns, dass es ein großer Trugschluss ist zu denken, dass ein Embryo noch kein Bewusstsein hat und nicht mitbekommt, was um ihn herum geschieht.

Heranwachsende Babys im Bauch der Mutter können nicht unterscheiden, ob verletzende Worte oder körperliche Bedrohungen ihnen gelten oder der Mutter. Sie beziehen daher alles erst einmal auf sich selbst. Therapeuten, die mit Menschen die sogenannte „Pränatale-Phase" bearbeiten, das ist die Zeit zwischen Zeugung und Geburt, können ein Lied davon singen.

Das Baby in dieser Geschichte hatte die massiven Reaktionen seiner Umwelt auf seine Existenz so wahrgenommen, dass es ihm nicht mehr möglich war, sich mit seinem Atem seinen Platz zum Leben zu nehmen.

Ich habe Ihnen diese drei Beispiele aus dem CQM Alltag erzählt, weil sie besonders gut zeigen, dass die Ursachen für Situationen und Krankheiten, die in Verbindung mit Kindern auftreten, in den meisten Fällen nicht bei den Kindern liegen, sondern bei den Eltern.

Man sagt, dass das Energiesystem einer Mutter und ihres Kindes in den ersten sieben Jahren eins ist. Und bei Max haben wir gesehen, dass auch von den Vätern zu den Kindern eine sehr enge energetische Beziehung besteht.

Mit CQM arbeiten wir daher immer zuerst an den Eltern und dann – wenn überhaupt noch nötig – an den Kindern.

Was ich hier sage, ist keine Kritik an den Eltern oder Erwachsenen. Es hat uns in der Schule niemand beigebracht, wie das funktioniert mit den Gedanken.

Die Frage ist also: Wie können wir als Erwachsene unsere geistigen und emotionalen Vorgänge so steuern, dass das Leben von denen, die uns umgeben und uns nachfolgen, „sauber" bleibt? Dass es zu einem Akt der Liebe wird, der Freude, des Spaßes, der Kreativität, des behutsamen Miteinanders und des bereichernden Füreinanders?

Die Antwort lautet: Indem wir in uns selbst möglichst viele energetische Verwicklungen auflösen. Indem wir unser Energiefeld klären und die Wahrnehmungsfilter von unseren Augen und Sinnesorganen nehmen, die diese energetischen Verwicklungen mit sich bringen, und mit denen sie uns eine Realität vorgaukeln, die nicht der Wirklichkeit entspricht. Und: Indem wir uns bewusst werden, was wir denken und fühlen – und selbst entscheiden, ob wir damit fortfahren oder einen anderen Weg einschlagen wollen.

Fernanwendungen mit CQM

Nicht immer sitzen uns die Menschen, die uns bitten, ihnen bei der Lösung eines Problems zu helfen, direkt gegenüber. Manchmal wohnen sie nicht einmal im gleichen Ort, sondern Hunderte von Kilometern weit weg, sozusagen „hinter den sieben Bergen".

„Funktioniert CQM auch auf die Ferne?", werde ich in den Seminaren und an den Erlebnisabenden oft gefragt.

Natürlich!

Unsere Gedanken und unser Bewusstsein reichen weiter als ein paar Meter oder bis zu einer bestimmten Uhrzeit. Sie sind nicht an den Raum und die Zeit gebunden, in denen wir uns aufhalten, sondern haben eine unendliche Reichweite, die sich in Kilometern oder Stunden nicht ausdrücken lässt.

Deshalb gehen wir bei einer Fernanwendung mit CQM genauso vor, wie wir es täten, wenn uns der Mensch direkt gegenüber säße: Wir schicken den korrigierenden Gedanken an den anderen Menschen, wo auch immer sich der Klient gerade aufhält.

Wie das geht, zeigt uns Alexandra am folgenden Beispiel.

Express-Korrekturen am Krankenbett

Alexandra bekam eines Tages einen Anruf von ihrer Bekannten Karla. Karlas Mutter war mit einem Schlaganfall ins Krankenhaus eingeliefert worden. Alexandra möge doch bitte so schnell wie möglich mit ihrer Mutter arbeiten. Alexandra setzte sich sofort zu Hause hin und korrigierte ca. eine Stunde lang alle energetischen Schwächen, die in ihre Wahrnehmung kamen. Am nächsten Tag korrigierte sie weiter, ebenfalls aus der Ferne. Der Zustand von Karlas Mutter besserte sich stündlich. Nach ein paar Tagen wurde sie von den Ärzten in einen Rollstuhl gesetzt mit der Prognose, dass sie darin für den Rest ihres Lebens bleiben müsse. Doch Karlas Mutter dachte gar nicht daran! Sie bat Alexandra, weiter mit CQM an ihr zu arbeiten. Als sie auf ihren zwei Beinen das Krankenhaus verließ, was „normalerweise" nach einem solchen Schlaganfall nicht möglich gewesen wäre, waren die Ärzte und Krankenschwestern sprachlos.

Dieses Beispiel zeigt sehr schön, dass wir bei CQM nichts anderes brauchen, als unsere Gedanken und unsere Wahrnehmung der energetischen Schwächen im System eines anderen. Raum und Zeit spielen keine Rolle.

Erst fragen, dann küssen: Keine Korrektur ohne Auftrag!

Geht es Ihnen auch so? Wenn ich manchmal durch die Stadt laufe, dann sehe ich ganz viele Menschen, die ihr Leben eher in einer Art Wachkoma, einem permanenten Dornröschenschlaf verbringen, statt endlich aufzuwachen und zu leben.

Da ist es nur verständlich, dass es einen in den Fingern juckt, um hier und da mal ein bisschen zu „schnipsen", zu „zupfen" oder zu „zäppen", wie manche CQM Anwender es nennen, wenn sie Korrekturen vornehmen.

Ich kann es verstehen, dass Sie nach einem Seminar so begeistert sind von CQM, dass Sie sofort die ganze Welt mit energetischen Korrekturen beglücken wollen. Aber das ist nicht Ihr Job!

Es ist nicht Ihre Aufgabe, anderen Menschen vorzuschreiben, wie sie zu leben haben. Jeder hat das Recht, so zu leben, wie er es will – in völliger Gesundheit und Harmonie oder mit allen Zipperlein und Stress-Faktoren am Hals, die man sich vorstellen kann.

Wenn Sie jemand anderem mit CQM helfen wollen, gilt die eiserne Regel:

Holen Sie sich sein OK ab. Und zwar nicht nur ein halbherziges, sondern ein 100%iges.

Fragen Sie den anderen, ob Sie sich seine Sache mal anschauen sollen, und warten Sie ab, bis er JA sagt. Und zwar, *bevor* Sie die erste Korrektur vornehmen!

Sie rennen ja auch nicht einfach in das Haus oder das Zimmer von jemandem rein, sondern klopfen oder klingeln und fragen, ob Sie reinkommen dürfen, oder?

Genauso ist es mit energetischen Korrekturen. Jeder Gedanke wirkt. Jeder Gedanke beeinflusst das Energiesystem anderer Menschen.

Es macht zum Beispiel einen großen Unterschied, ob Sie liebevoll und zuversichtlich an jemanden denken, dem es gerade nicht so gut geht, oder ob Sie Mitleid mit ihm haben und ihn wegen seiner Lage bedauern. Beide Gedanken schicken ganz unterschiedliche Energien in das System des anderen!

Seien Sie daher wachsam und mischen Sie sich nicht in das Leben anderer Menschen ein. Weder mit „ganz normalen" Gedanken, noch mit energetischen Korrekturen.

Wenn Sie sich nicht sicher sind, ob Sie das OK des Anderen haben, dann lassen Sie die Finger von der Sache und fragen Sie lieber noch mal nach. Und wenn Sie das Gefühl haben, der andere will vielleicht nicht, hätte aber eine CQM Sitzung doch so dringend nötig – dann korrigieren Sie die energetische

Schwäche in Ihrem eigenen System, die Sie annehmen lässt, der andere hätte die Korrekturen nötig.

Leben Sie Ihr Leben in seiner vollen Größe und Dimension. Dann werden andere Ihrem Vorbild von ganz allein folgen.

Seien Sie sich Ihrer Verantwortung bewusst

Immer wieder werde ich gefragt: „Sind energetische Korrekturen nicht eine Form von Manipulation?"

Darauf stelle ich immer die Gegenfrage: „Was ist Manipulation?"

Jeder Gedanke ist Energie. Und da keiner von uns ohne Denken sein kann, manipulieren wir den ganzen Tag, egal, ob wir unsere Gedanken über andere für banal oder wichtig halten.

Erinnern Sie sich an die Übung, in der Sie gelernt haben, wie sich eine energetische Schwäche anfühlt?

Sie haben an ein sehr schönes Ereignis aus Ihrem Leben gedacht, z.B. einen Urlaub am Meer. Und Sie haben an ein Ereignis gedacht, bei dem Sie sich sehr geärgert haben: an Ihrem Arbeitsplatz, mit den Nachbarn …

In beiden Fällen reagierte Ihr Körper sofort auf Ihre Gedanken, oder?

Ich kann es daher nicht oft genug sagen:

Alles, was Sie denken, beeinflusst Sie selbst und andere. Am Beispiel der Kinder haben wir gesehen, wie weit die Beeinflussung gehen kann.

Hans-Peter Dürr (*1929), ehemals Direktor des Max-Planck-Instituts für Physik in München und langjähriger Mitarbeiter sowie Nachfolger von Werner Heisenberg, dem Mitbegründer der Quantentheorie, hat es einmal so formuliert:

„Am Grunde der Wirklichkeit ist in dieser Betrachtung nicht die Materie, sondern nur ein Feld, das aber nicht materiell ist, sondern eine Art Potenzial darstellt. Ein Potenzial, das die Fähigkeit hat, sich zu materialisieren. Dieses Feld ist nur ein einziges Feld, aus dem das gesamte Universum besteht. Von einem Augenblick zum anderen baut es ein Potenzial auf, und im nächsten Augenblick hat sich die Welt wieder neu ereignet, aber nicht total neu, sondern beeinflusst von der Welt, wie sie vorher war."

Seien wir dankbar für dieses wunderbare Leben.

Seien wir dankbar für die unendlichen Möglichkeiten, die wir haben.

Und seien wir uns unserer Verantwortung bewusst, dass wir mit unserem Denken das schöpferische Potenzial haben, um unser Leben und das von anderen Menschen jeden Tag ein bisschen leichter und schöner zu machen.

Dann brauchen wir uns um Dinge wie Manipulation keine Gedanken mehr zu machen.

4

Wie man ein Pferd mit einer Hand hochhebt und warum Pippi Langstrumpf die perfekte CQM-Anwenderin wäre

„Ich habe es mit meinen eigenen Augen gesehen, aber ich kann es nicht glauben!"

Völlig durcheinander redete Klaus über Handy auf seine Frau ein, die 600 km entfernt in ihrem gemeinsamen Haus saß. Statt ins gebuchte Hotel zu fahren, lenkte er seinen Wagen auf die Autobahn in Richtung Heimat. Er musste nach Hause, um seiner Frau zu erzählen, was er gerade gesehen hatte! Und obwohl er an diesem Tag schon einmal die 600 Kilometer gefahren war, machte er sich auf den langen Weg zurück ...

Was war passiert?

Klaus hatte an einem CQM Erlebnisabend teilgenommen. Nach einer kurzen Einführung in die Hintergründe der Methode stellte ich, wie immer, die Frage, wer von den Anwesenden ein körperliches Problem mitgebracht und gerne gelöst habe. (Körperliche Anliegen eignen sich zur Demonstration am besten, weil wir sofort sehen können, was sich nach den energetischen Korrekturen verändert.)

Ein Herr meldete sich, der über schlimme Rückenschmerzen klagte. Er konnte den Oberkörper kaum nach vorne beugen, geschweige denn sich bücken. Das Arbeiten war ihm zur Qual geworden und seinen geliebten Sport, Volleyball, konnte er schon lange nicht mehr ausüben, da ihm jede Bewegung stechende Schmerzen bereitete.

Er hatte bereits eine Odyssee zu Therapeuten und Medizinern hinter sich, die schon mehrere Jahre dauerte und ihm keinerlei Erleichterung gebracht hatte. Es gab keinen Befund, dass ihm auf der körperlichen Ebene etwas fehlte. Trotzdem war es ganz offensichtlich, dass dieser Mensch Schmerzen hatte.

Ich ließ ihn nach vorne auf die Bühne kommen und korrigierte zunächst die Verbindungen seiner Körperteile zueinander und sämtliche Organe zum Skelett. Dann ließ ich ihn ein paar Schritte auf und ab gehen. Erstaunt stellten er und das Publikum fest, dass seine Rückenschmerzen nur noch etwa 50% so stark waren wie zuvor.

Ich korrigierte seine Wirbelsäule: Wirbel für Wirbel, Bandscheibe für Bandscheibe ging ich vom Steißbein bis zur Halswirbelsäule durch und korrigierte alle Schwächen, die ich fand.

Während ich mich auf die Korrekturen konzentrierte, ging plötzlich ein Raunen durch das Publikum. Ich achtete zunächst nicht darauf, doch als das Gemurmel immer lauter wurde, schaute ich auf. Und staunte: Der Mann war dabei zu wachsen! Sein Körper streckte sich, die ganze Wirbelsäule richtete sich auf ... Und er war auf einmal mindestens sieben Zentimeter größer als vorher. „Wow!", dachte ich im Stillen.

Wieder ließ ich ihn ein paar Schritte auf und ab gehen, um zu sehen, was sich durch die Korrekturen getan hatte, und bat ihn auch, sich zu bücken. Er tat es – und stieß zusammen mit dem Publikum einen erstaunten Schrei aus. Ohne Probleme konnte er, der sich seit Jahren nicht mehr bücken konnte, seinen Oberkörper nach vorne beugen, bis seine Hände den Boden berührten. Außerdem konnte er sich aus der Hüfte heraus nach links und rechts drehen, das Becken nach vorne schieben und kreisen lassen ... Und das alles ohne Schmerzen!

Tränen der Freude standen ihm in den Augen, als er die Bühne verließ. Er konnte es nicht glauben, was ihm gerade widerfahren war. Und doch hatte er es erlebt. Ein paar Monate später traf ich ihn wieder: Er besuchte, zusammen mit seiner Frau, ein CQM Seminar.

Als Klaus das alles sah, stand sein Weltbild Kopf. Er war Mathematiker und von daher gewohnt, klar und präzise zu denken, alles jederzeit berechnen zu können und auf dem Papier Beweise zu führen, die kalkulierbare Ergebnisse hatten … Und jetzt das. Er hatte, wie er mir hinterher sagte, das Gefühl, als würde sein Gehirn an diesem Abend völlig neu verdrahtet. Nichts von all dem, was er im Studium gelernt hatte, ließ sich auf das, was gerade passiert war, anwenden!

Er fuhr die ganze Nacht durch und stand am nächsten Morgen um 8:00 Uhr vor seiner Frau, die ihm überrascht die Tür öffnete. Noch immer konnte er nicht glauben, was er am Abend zuvor erlebt hatte. Doch irgendetwas war dran gewesen, an den Beispielen, etwas, das ihn nicht mehr losließ … Vier Wochen später machte er sich erneut die 2 x 600 km auf den Weg: um CQM zu lernen und es selbst in seinem Alltag anzuwenden.

Ähnlich wie Klaus ging es den Teilnehmern eines CQM 1 Seminars, die folgenden Fall miterlebten:

Brittas Gesicht erwacht zum Leben

Britta war Mitte Vierzig und hatte schon lange mit Schulterschmerzen und Schulterverspannungen zu kämpfen. Als Friseurmeisterin behinderte sie das sehr in ihrer Arbeit. Nach einigen energetischen Korrekturen ging sie strahlend von der Bühne, ihre Schulter locker und schmerzfrei beweglich, und mit deutlich anderer Haltung als zuvor.

In der Mittagspause traf ich sie tränenüberströmt im Foyer des Hotels. Auf meine Frage, was denn los sei, fiel sie mir um den Hals. „Schau!“, rief sie, nahm ein Glas Wasser vom Beistelltisch ihres Sessels und trank daraus. „Schau!“

„Was soll ich denn sehen?“, dachte ich und sah sie fragend an.

*Voller Begeisterung nahm sie wieder einen Schluck Wasser. Dann
klärt sie mich auf: Vor 26 Jahren hatte sie einen schweren Motorradunfall. Die linke Gesichtshälfte war dabei sehr in Mitleidenschaft gezogen worden. Seit dieser Zeit hatte sie kein Gefühl mehr im Gesicht
und wann immer sie etwas aus einem Glas getrunken hatte, war ihr
die Flüssigkeit gleich wieder aus dem Mund gelaufen. Damit müsse sie leben, hatte man ihr gesagt. Seither hatte sie sich mit einem
Strohhalm beholfen, 26 Jahre lang. Und jetzt – sie fasste sich, als sie
mir das erzählte, ständig an die Wange – jetzt pulsierte es im ganzen
Gesicht und sie konnte ihre Wange wieder spüren. „Ich kann trinken,
ohne zu sabbern!", rief sie begeistert und nahm noch einen großen
Schluck.*

Wie geht es Ihnen, wenn Sie so etwas lesen?

Wenn Sie CQM schon einmal live erlebt haben, auf einem
Erlebnisabend, in einem Seminar oder in einer Einzelberatung
waren, dann lautet Ihre Antwort wahrscheinlich „Klar, das ist
CQM!".

Wenn Sie sich dagegen noch nie mit der Materie befasst haben, dann könnte es sein, dass Sie eher sagen: „Na ja, ich weiß
nicht so recht, ob ich das alles glauben soll …"

Ich kann Sie beruhigen: Beide Reaktionen sind völlig normal!

Wenn Sie CQM noch nicht erlebt haben, dann macht Ihr Gehirn zunächst das, was es immer tut: Es versucht, dieses Fall-
beispiel und auch die anderen, die Sie schon gelesen haben, mit
etwas Bekanntem abzugleichen. Schließlich hat es jahrelang
oder jahrzehntelang fein säuberlich Schubladen für all das viele Wissen angelegt. Da soll erst mal einer kommen, der diese
Schubladen einfach überspringen will!

Doch CQM lässt sich, wenn wir zum ersten Mal davon hören oder es im Rahmen einer Veranstaltung erleben, nicht

einordnen. Denn CQM sprengt alles, was wir bisher gelernt haben. Oder haben Sie in der Schule im Biologie-Unterricht etwas davon gehört, dass wir ein Energiefeld um unseren Körper haben und dass man in diesem Energiefeld lesen kann?

Ich nicht. Ich habe etwas über den Blutkreislauf und das Herz, die Knochen und Muskeln und das Lymphsystem gelernt. Was ja auch nicht falsch ist, aber es ist eben nur die eine Hälfte der Wahrheit, nur die eine Seite der Medaille.

Haben Sie jemals in der Schule den Satz gehört: „Fühl mit", also die Aufforderung bekommen, nicht nur Ihren Verstand, sondern auch alle Ihre Sinne einzusetzen, wenn es um eine bestimmte Aufgabenstellung oder ein Problem ging?

Ich nicht. Mir wurde stattdessen ganz oft der Satz gesagt „Denk mit". Auch das ist nichts Falsches. Aber eben auch nur eine Seite der Medaille, die Leben heißt.

Und hat Ihnen irgendjemand im Laufe der Schulzeit oder im Studium davon erzählt, dass Sie mit Ihrem Geist Materie beeinflussen und Ihr Leben so gestalten können, wie Sie es wollen?

Höchstwahrscheinlich nicht, oder? Und auch das wäre völlig normal, denn der Lehrstoff in unseren Schulen und Universitäten basiert auf dem Weltbild von Newton und seinen Zeitgenossen und das heißt: Wissen ist das, was wir sehen und messen können. Alles andere wird dem Glauben zugeordnet – und dafür ist die Kirche zuständig.

Wenn also etwas passiert, was wir zunächst nicht glauben können, dann haben wir eine Entscheidung zu treffen. Wir können sagen: „Glaub ich nicht", vergessen ganz schnell, was wir erlebt haben, und machen weiter wie bisher.

Oder wir sagen: „Glaub ich nicht. Aber es macht mich neugierig. Mal sehen, was man damit alles machen kann!" Dann haben wir die Chance, unsere Glaubenszone zu erweitern, bis

99

sie eines Tages auch das umfasst, was wir bisher für absolut unmöglich gehalten haben.

Was muss dazu passieren? Was können wir tun, damit wir die Dinge, die wir nicht glauben können, glauben können?

Meiner Erfahrung nach gibt es nur eine Lösung dafür: Wir müssen es tun. Wir müssen das, was wir nicht glauben können, weil wir es noch nicht kennen, aktiv ausprobieren.

Die meisten Menschen kommen ja, was z.B. den körperlichen Bereich angeht, aus einer langen Tradition: Schmerzen haben – zum Arzt gehen – Tabletten schlucken – nach Hause gehen – hoffen, dass die Sache überstanden ist. Bis die Schmerzen an der gleichen Stelle oder einer anderen wiederkommen und der Kreislauf wieder von vorne beginnt.

Und dann steht da auf einmal diese Gabriele Eckert und korrigiert den Leuten innerhalb kürzester Zeit ihre Schwächen im Energiesystem, sodass Schmerzen verschwinden, körperliche Beweglichkeit zurückkehrt und sich alle möglichen Beschwerden auflösen ... Geht nicht! Kann nicht sein!

Ich kann Ihnen versichern:

Glauben werden Sie das, was bei CQM passiert, erst, wenn Sie es selbst getan haben. Und Sie können es selbst tun. Denn jeder, der CQM lernen will, kann CQM lernen.

Wenn Sie sich daher noch nie mit dieser Materie beschäftigt haben, versuchen Sie erst gar nicht, das alles in Ihr bisheriges Weltbild einzusortieren. Sie müssen dabei scheitern.

Wir können den pH-Wert des Wassers mental verändern – und noch viel mehr

Eine Tatsache, die mich immer wieder fasziniert, ist: Es gibt jede Menge Geräte, bei denen wir nicht verstehen, wie sie funktionieren. Und trotzdem benutzen wir sie.

Unser Handy zum Beispiel. Können Sie sich noch an die Zeiten erinnern, in denen es noch keine Handys gab? Hätten wir damals je daran geglaubt, dass wir heute alle mit so einem Ding am Ohr in der Gegend rumlaufen?

Und wissen Sie genau, wie ein Handy funktioniert? Würden Sie Ihres wieder weglegen wollen, nur weil Sie nicht wissen, wie es funktioniert?

Oder können Sie mir erklären, wie Ihr Navigationsgerät funktioniert? Wie die Halbleiterbausteine, d.h. die Computerchips, arbeiten, die Ihnen auf dem Display in Metern genau anzeigen, wo Sie sich gerade befinden? Würden Sie Ihr Navi, das Sie schon so oft sicher ans Ziel gebracht hat, missen wollen, nur weil Sie keine Ahnung haben, was in seinem Inneren passiert?

Was die Technik angeht, vertrauen wir ihr blind. Wir verschicken E-Mails, machen Online-Banking und fliegen zum Mond … Aber wenn uns jemand bei einem wirklichen Alltagsproblem aus der Patsche hilft, und das auch noch schneller und ungewöhnlicher, als wir es erwarten, zucken wir zusammen und denken: „Huch, das kann nicht mit rechten Dingen zugehen! Da lass ich lieber die Finger davon!"

„Ja, aber das mit dem Handy und meinem Navi, das sind ja auch technische Zusammenhänge, die kann ich lernen, und dann weiß ich, wie ein Handy und ein Navi funktionieren!", werfen manche Menschen ein.

Stimmt. Aber auch die Quantenphysik kann man lernen, wenn man das will. Und wissenschaftliche Experimente mit unserem Bewusstsein und seiner Wirkung auf die Materie gibt es jede Menge. Man findet eine Fülle von Büchern und multimedialen Dokumentationen darüber im Internet, wenn man die Stichworte in eine Suchmaschine eingibt.

Ein Experiment möchte ich Ihnen hier unbedingt vorstellen: Im Frühjahr 2006 lernte ich Dr. William Tiller auf der Remote Viewing Conference in Las Vegas kennen. Er war 35 Jahre lang Professor für Physik an der Stanford University in Palo Alto, Kalifornien. Hier in Deutschland wurde er vor allem durch den Film „What the Bleep do we (k)now?" (deutscher Titel: „Ich weiß, dass ich nichts weiß!") bekannt. Neben seiner traditionellen Forschung und Lehre untersuchte er auch, wie das menschliche Bewusstsein die Materie beeinflussen kann.

Hierzu entwickelte er verschiedene Experimente, die alle sehr erfolgreich waren. Das, von dem ich Ihnen gleich berichte, befasst sich mit der Veränderung des pH-Wertes von Wasser durch die Intention, die menschliche Absicht.

Der Gedanke allein, dass wir den pH-Wert des Wassers mental verändern können, ist schon erstaunlich genug. Doch Tiller gab sich damit nicht zufrieden. Er entwickelte eine elektronische Schaltung, in der man die menschliche Absicht *speichern* kann.

Die Absicht, die in diesem Experiment in einer Schaltung gespeichert wurde, war die, „dass sich der pH-Wert des Wassers verändern sollte". Brachte man die „programmierte" Schaltung in die Nähe von Wasser, veränderte sich der pH-Wert, ganz ohne die Zugabe von Chemikalien oder sonstiger Beeinflussung. Das Experiment wurde an mehreren Orten in der Welt und in tausenden von Versuchen wiederholt. Die Ergebnisse sind unumstritten.

Hier der Ablauf im Detail:

Zunächst wurde das Intention Host Device (= die Absicht speichernde elektronische Schaltung) durch meditationserfahrene Menschen programmiert.

Sie haben richtig gelesen: Eine elektronische Halbleiterschaltung wurde rein durch die Absicht, also die Gedanken meditationserfahrener Menschen, programmiert. Das ist angewandte Quantenphysik.

Einmal wurde die Intention so programmiert, dass der pH-Wert des Wassers um eine Einheit anstieg, und das andere Mal, dass er um eine Einheit sank. Die Einheit 1 stellt, was den pH-Wert angeht, eine enorme Veränderung dar.

Die Programmierung erfolgte durch insgesamt vier Menschen, die diese Intention während einer Meditation setzten.

Nachdem die Experimente erfolgreich verlaufen waren, wurden sie an verschiedenen Stellen auf der ganzen Welt wiederholt.

In der zweiten Phase vergrößerte man die Entfernung zwischen der elektronischen Schaltung und den Meditierenden sukzessive auf 9000 km. Die Ergebnisse blieben die gleichen.

Später brachte man dann die einmal programmierte Schaltung nur noch in die Nähe von Wasser – und es änderte seinen pH-Wert.

Ähnliche Ergebnisse wurden nicht nur mit Wasser, sondern auch mit organischer Materie erzielt. Alle Ergebnisse wurden sehr gut dokumentiert und sind auf der Website von Dr. William Tiller nachzulesen und auch auf DVD zu bestellen: www.tillerfoundation.org.

Ein Zitat von der Startseite seiner Website lautet: (Stand: 24. April 2010)

„For the last four hundred years, an unstated assumption of science is that human intention cannot affect what we call „physical reality". Our experimental research of the past decade shows that, for today´s world and under the right conditions, this assumption is no longer correct. We humans are much more than we think we are and Psychoenergetic Science continues to expand the proof of it." (William A. Tiller)

Frei übersetzt heißt das:

„Seit vierhundert Jahren kursiert eine unausgesprochene Annahme in der Wissenschaft, die besagt, dass die menschliche Absicht keinen Einfluss hat auf das, was wir „physikalische Realität" nennen. Unsere experimentelle Forschung der letzten zehn Jahre bestätigt, dass diese Annahme nicht länger gültig ist – bezogen auf die Welt, in der wir heute leben, und bezogen auf bestimmte Rahmenbedingungen. Wir Menschen sind zu viel mehr fähig, als wir uns vorstellen können, und die Psychoenergetische Wissenschaft erhält mit jedem Tag mehr und mehr Beweise dafür."[4]

Ich habe Ihnen so ausführlich von Dr. Tiller und seinem Experiment berichtet, weil wir bei CQM die gleichen Grundprinzipien anwenden:

Menschliches Bewusstsein beeinflusst physische Realität. Durch eine Absicht, die in diesem Fall heißt: „auf schnellstmöglichem Weg zu den Ursachen vorzudringen" und „energetische Schwächen in energetische Stärken umzuwandeln". Das funktioniert, wie bei Tillers Experiment, durchaus auch auf

4 Quelle: tillerfoundation.org

Entfernung. Mehr dazu können Sie im nächsten Kapitel lesen.

Dass solche erstaunlichen Ergebnisse nicht nur Menschen wie Dr. Tiller und seinen Assistenten oder erfahrenen CQM Anwendern vorbehalten sind, zeigt ein Erlebnis, das die 140 Gäste des CQM Symposiums in Bad Dürkheim im Juni 2008 hatten:

Angefangen hatte alles mit einem mehr als dreistündigen Vortrag von Dr. rer. nat. Ulrich Warnke von der Universität des Saarlandes zum Thema „Bewusstsein steuert Materie".

Dr. Warnke ist u.a. studierter Biologe, Physiker, Geograph und Pädagoge und hat Bücher geschrieben wie „Die geheime Macht der Psyche. Quantenphilosophie, die Renaissance der Urmedizin".

Im Rahmen seiner Veranstaltung erfuhren wir, welche chemischen und biologischen Reaktionen in unserem Körper ablaufen, wenn wir z.B. die Hand heben wollen. Welche Vielzahl von Prozessen in Gang gesetzt werden, angefangen von dem Gedanken „Ich will die Hand heben" bis zur tatsächlichen Bewegung der Hand. Und wir erfuhren noch viel mehr. Es würde den Rahmen dieses Buches sprengen, wenn ich die Inhalte alle wiedergeben würde.

Nach diesen drei Stunden waren die Teilnehmer rundum versorgt mit den wissenschaftlichen Grundlagen zum Thema Geist und Materie. Was kann man nach so viel theoretischem Input Besseres und Erfrischenderes tun, als das Ganze selbst auszuprobieren? Bevor wir uns daher alle zum Abendessen im Hotelrestaurant niederließen, starteten wir gemeinsam ein Experiment: das Löffel-Biegen.

Die Überlegung dahinter war: Wenn unser Geist und unser Bewusstsein wirklich Materie steuern konnte, dann müsste es ja möglich sein, dass ganz normale Menschen ohne besondere paranormale Fähigkeiten einen Löffel biegen konnten, also etwas tun konnten, dass man in der Regel nur „Profis" wie Uri Geller zuschreibt.

An diesem warmen Juni-Abend in Bad Dürkheim, passierte es live: Nach einer kurzen Meditation, geführt und angeleitet von Ralf Zunker, lenkten die 140 Gäste ihren Fokus auf einen handelsüblichen Löffel, den jeder von ihnen in der Hand hielt. Jeder hatte die klare Absicht gesetzt, diesen Löffel zu verbiegen.

Alles, was wir taten, war, uns mental auf die Schwingungs-ebene des Löffels zu begeben, bis wir das Gefühl hatten, der Löffel „schwinge" in unserer Hand und sei butterweich. Ein kurzes Zeitfenster von wenigen Sekunden öffnete sich, in dem das Unmöglich möglich wurde …

Dann hielten 98% der Anwesenden einen verbogenen Löffel in der Hand.

Manche waren nur ein wenig verbogen, andere bildeten drei-fache Spiralbögen. Aber alle waren verbogen.

Können Sie sich das Bild vorstellen, als eine halbe Stunde spä-ter alle beim Abendessen im Restaurant des Hotels saßen und jeder seinen Löffel vor sich hatte? Fragen Sie die Teilnehmer des Symposiums, wie sie sich fühlten!

Wie man ein Pferd mit einer Hand hochhebt: Die Grundprinzipien von CQM

Kennen Sie noch Pippi Langstrumpf?

Das sommersprossige Mädchen mit der großen Zahnlücke, den bunten Ringelstrümpfen und den abstehenden roten Zöp-fen? Das Mädchen, das ohne Eltern allein in der Villa Kunter-bunt lebte mit einem Affen, der Herr Nilsson hieß, und einem

Pferd namens Kleiner Onkel?

Pippi Langstrumpf hätte alles, was man braucht, um CQM mit Leichtigkeit und Erfolg anzuwenden. Wenn ich an sie denke, dann fallen mir folgende Dinge ein:

Sie macht sich die Welt, wie sie ihr gefällt.

Sie hebt ein Pferd mit einer Hand hoch.

Das Pferd lebt nicht in einem Stall, sondern auf der Veranda der Villa Kunterbunt.

Pippi lebt allein, ohne Eltern oder andere Menschen, die ihr Vorschriften machen könnten. Und wenn jemand vorbeikommt, der ihr Vorschriften machen will, wie die Dame vom Jugendamt, dann wird Pippi denjenigen ganz schnell und auf charmante Weise wieder los.

Pippi hat auch keine Angst. Wenn Einbrecher in ihr Haus kommen, bittet sie sie herein und bietet ihnen etwas Leckeres an.
Bauchweh beseitigt Pippi mit einer Spezialmedizin aus Bonbons und Lakritze, die sie in einen großen Topf wirft und verrührt.

In die Schule geht sie nicht. Ihr Wissen hat sie auf vielen Reisen mit ihrem Seeräuber-Vater zusammengetragen.
Sie hat ihr eigenes Einmaleins, das erheblich von unserem abweicht. Trotzdem gehen ihre Rechnungen immer auf.

Fasst man das alles zusammen, dann kann man sagen:

> Pippi entscheidet, wie sie leben will und wie nicht. Sie macht sich die Welt, wie sie ihr gefällt – und kein bisschen anders. Wenn sie etwas will, bekommt sie es, weil sie gar nicht auf den Gedanken kommt, dass sie es nicht bekommen könnte.

> Und: Pippi bewertet nicht. Sie nimmt alles, was sie erlebt und was ihr begegnet, völlig neutral und heiter auf und reagiert spontan auf Veränderungen.

Welche Erkenntnisse können wir daraus für die Arbeit mit CQM ziehen?

Ich finde drei Punkte, vielleicht finden Sie noch mehr:

Leichtigkeit, Absicht und **Neutralität.**

Leichtigkeit

Bei CQM gilt: Je weniger Gedanken wir uns darum machen, desto besser klappt es.

Je weniger wir uns damit beschäftigen, ob gerade ein guter Zeitpunkt zum Korrigieren ist, ob das Problem nicht eine Nummer zu groß für uns ist oder ob wir nicht erst noch das CQM 2 und CQM 3 Seminar machen sollten ... All diese Gedanken bringen uns aus der Leichtigkeit, mit der CQM am besten funktioniert.

Das bedeutet nicht, dass CQM nicht funktioniert, wenn wir nicht in der Leichtigkeit sind. Aber vielleicht haben Sie es schon erlebt, dass Sie kreativ arbeiten wollten und nach neuen Ideen gesucht haben. Wann ist es leichter, viele neue Ideen zu generieren? Dann, wenn Sie entspannt und heiter sind, oder dann, wenn Sie ganz fest alle Muskeln in Ihrem Körper anspannen, Ihren Stift umklammern und rufen: „Los, kommt raus, ihr blöden Ideen, ich weiß, dass ihr da seid!"?

Mit Leichtigkeit geht vieles im Leben eleganter und CQM gehört dazu.

Als ich den Chinesen Kam Yuen zum ersten Mal in Chicago erlebte, lernte ich Alicia kennen, die in dem Seminar assistierte. Alicia war Ingenieurin und arbeitete bei der NASA, war also eine echte „Denkerin". Sie brauchte einen Beweis, um zu glauben, dass das, was sie an den zwei Tagen im Seminar erlebt hatte, auch wirklich funktionierte. Noch am selben Abend bekam sie ihn:

Abends, als sie im Flugzeug nach Haus saß, schob der Steward eine Frau im Rollstuhl herein und platzierte sie neben Alicia. Die Frau hatte einen Schlaganfall gehabt und war in ihren Bewegungen sehr stark eingeschränkt.

Bingo!, dachte Alicia und fragte die Frau, ob sie an ihr all das ausprobieren dürfe, was sie im Laufe der letzten zwei Tage gelernt hatte. Der Frau war es recht. „Schlimmer kann's nicht mehr werden", sagte sie.

Der Flug dauerte dreieinhalb Stunden. Alicia korrigierte und korrigierte. Als der Flieger landete, hob die Frau ihre linke Hand – und bewegte die Finger. Seit dem Schlaganfall hatte sie diese

Hand nicht mehr bewegen und benutzen können!

Machen Sie sich also keine Gedanken darüber, wie das alles funktioniert oder ob Sie das können. Legen Sie einfach los. Kleine Kinder denken auch nicht darüber nach, wie sie laufen lernen, oder? Sie tun es einfach.

Auch Pippi Langstrumpf überlegt nicht, wie die Dinge sein *müssten* oder *sollten*. Sie probiert aus, was geht und was nicht geht und setzt sich keine Grenzen im Kopf, noch bevor der ganze Spaß überhaupt angefangen hat.

In den Seminaren sage ich oft: „Korrigiert, wenn Ihr aufs Klo geht oder mitten in der Kneipe sitzt!"

Es einfach tun, jederzeit und an jedem Ort, als wäre es das Normalste auf der Welt. Darum geht's.

Absicht

Wenn sich Pippi Langstrumpf dazu entschließt, ein Pferd hochzuheben, dann hebt sie es hoch. PUNKT.

Es funktioniert, weil sie es so will. PUNKT.

Weil sie die klare Absicht dazu setzt. Ohne Wenn und Aber. Ohne Vielleicht. Ohne Was wäre wenn. ES GEHT – PUNKT.

Als Seminarleiterin stelle ich oft fest, dass es für viele Menschen nicht einfach ist, eine klare Absicht zu setzen.

Es gibt immer alle möglichen Eventualitäten, warum etwas nicht geht, wer etwas dagegen haben könnte, warum sie etwas nicht dürfen, nicht können, sich nicht erlauben wollen ...

CQM ist Bewusstseinsarbeit. Ihre klare Absicht wird durch Ihr Bewusstsein gesetzt und wirkt. Immer. Ihre unklare Absicht auch.

Wenn Sie also erfolgreich mit CQM arbeiten und erfolgreich energetische Korrekturen durchführen wollen, dann setzen Sie die klare Absicht: ES GEHT – PUNKT. Und dann geht es.

Die klare Absicht ist auch aus einem anderen Grund wichtig: Es macht einen großen Unterschied, ob wir z.B. an unserem Heuschnupfen oder an unserem Kontostand arbeiten. Wir bekommen die Antworten auf die Fragen, die wir stellen. Setzen Sie daher Ihre Absicht so klar wie möglich, dann erhalten Sie auch das bestmögliche Ergebnis.

Mit klaren Absichten erreichen Sie auch in Ihrem Alltag mehr: in der Kommunikation mit Ihren Kindern, Ihrem Partner, Ihren Freunden, Ihren Kollegen ... Klare Gedanken bringen klare Ergebnisse. PUNKT.

Neutralität

Diejenigen, die schon bei mir im Seminar waren, wissen, dass ich während der beiden Tage immer wieder die Frage stelle: „Was ist die goldene Regel bei CQM?"

„Neutralität!", erschallt es dann im Chor.

Leicht gesagt, dieses Wort. Aber was steckt eigentlich dahinter? Und können wir das überhaupt jemals – völlig neutral sein?

Neutralität bedeutet: keine Bewertungen oder Beurteilungen vorzunehmen und nicht „ins Drama einzusteigen", wie ich es nenne.

Was heißt das?

Bewertungen und Beurteilungen, das sind z.B. Gedanken oder Zweifel daran, ob die Schwäche, die wir gerade getestet haben, tatsächlich „so sein" kann.

Neutral sein heißt auch: keine Annahmen zu treffen, wodurch ein Problem oder eine Einschränkung verursacht wurde. Viele Menschen sind schnell dabei zu denken: „Er hat es mit dem Herz – ganz klar, das kommt von dem ganzen Stress in seinem Job und von zu wenig Liebe in seinem Leben!". Schublade auf. Schublade zu.

Neutral sein heißt weiterhin, im Hier und Jetzt zu sein. Ist Ihnen schon einmal aufgefallen, dass wir in Gedanken ganz selten im Hier und Jetzt sind? Unser Körper ist es. Aber unsere Gedanken schweifen ständig in der Vergangenheit herum. Wie oft am Tag denken wir noch lange über ein Ereignis nach, das längst vorbei ist: ein unangenehmes Telefonat, ein irritierender Brief, eine E-Mail, die uns verärgert ... Manchmal noch Stunden später denken wir voller Groll, Verwirrung oder Angst daran, wie wir mit der Sache umgehen sollen, was hätte besser laufen können, was wir beim nächsten Mal anders machen ... Ein ewiges Spiel in Gedanken, nach vorne und zurück, aber fast nie im Jetzt.

Dazu kommt, ich sagte es schon, dass wir alles, was neu in unser Leben tritt, innerlich mit etwas abgleichen müssen, das wir bereits kennen.

„Rot und Gelb und sehr heiß – sieht aus wie Feuer. Pass auf, daran hast du dir schon mal die Finger verbrannt!" Ein Mechanismus, der seine Berechtigung hat und der uns vor Gefahren schützt. Doch die meisten von uns arbeiten nicht nur, wenn es um Schutzinstinkte geht, mit diesen Erfahrungswerten, sondern stecken auch andere Menschen und ihre Verhaltensweisen, Krankheiten, berufliche Probleme und was auch immer, in die alten Schubladen. Dadurch limitieren sie sich und ihr Denken – und reagieren mit Widerstand, wenn sie auf etwas treffen, was sich nicht so leicht einsortieren lässt. Dazu gehören unter anderem Erfahrungen wie die blitzartige Verbesserung von Symptomen, für die man „normalerweise" Wochen und Monate braucht.

Bei CQM arbeiten wir in einem Zustand, in dem wir NICHTS denken und mit Körper und Geist im Hier und Jetzt sind. Denn lassen wir die Schubladen im Kopf zu, können wir wesentlich entspannter sein und mit mehr Freude und Kreativität agieren.

NICHTS denken. Den Zeiger unserer mentalen und emotionalen Waage auf Null stellen. Nicht Plus und nicht Minus. Einfach Null. Haben Sie das schon einmal versucht?

Um Ihnen den Einstieg zu erleichtern, möchte ich Ihnen folgende Übung an die Hand geben. Sie heißt „Herz-Atmung".

„Herz-Atmung"

Stellen Sie sich aufrecht und locker mit beiden Füßen auf den Boden.

Lassen Sie die Schultern sinken, indem Sie sie leicht nach hinten unten ziehen.

Lächeln Sie.

Lächeln Sie über das ganze Gesicht.

Atmen Sie 3 – 4-mal tief ein.

Dann atmen Sie in Ihrem eigenen Rhythmus weiter und hören Ihrem Atem zu.

Hören Sie, wie die Luft durch die Nasengänge aufsteigt.

Hören Sie das Rauschen oder Schleifen, wenn sich die Luft den Weg durch Ihre Nase bahnt.

Lächeln Sie weiter.

Hören Sie, wie das Geräusch kurzzeitig aussetzt an der Stelle, an der Sie nicht länger einatmen und den Atem für Bruchteile von Sekunden anhalten.

Atmen Sie aus und hören Sie genau hin, wie die Luft aus Ihrer Nase austritt.

Lächeln Sie.

Hören Sie genau hin, wie es sich anhört, kurz bevor Sie wieder einatmen. Hört es sich gleich an, wenn Sie ausatmen und einatmen?

Atmen Sie jetzt, beim nächsten Einatmen, direkt in Ihr Herz hinein: Stellen Sie sich vor, wie Ihr Atem, nachdem er durch die Nase eingeströmt ist, direkt durch die Blutbahnen in Ihr Herz fließt.

Stellen Sie sich vor, wie sich Ihr Herz voll mit frischem Sauerstoff füllt und wie es groß und weit wird.

Lassen Sie die Luft dann wieder aus Ihrem Herzen und durch die Nase nach draußen strömen. Ihr Herz wird dabei wieder etwas kleiner, wie ein Luftballon, aus dem die Luft entweicht.

Atmen Sie dann wieder tief in Ihr Herz hinein und lassen Sie es groß und weit und voll mit frischem Sauerstoff werden …

Nehmen Sie ca. 10 – 20 Atemzüge auf diese Weise.

Achten Sie auf alles, was Sie hören, und denken Sie an Ihr Lächeln.

Wie fühlt sich Ihr Körper jetzt an? Wie ist Ihre Haltung, Ihr Stand?

Spüren Sie das Gefühl von Leichtigkeit und Freude? Die Entspannung im ganzen Körper?

Das ist Neutralität.

Dafür muss man nicht meditieren oder im Schneidersitz auf einem Nagelbrett sitzen, sondern einfach nur atmen.

Mit etwas Übung werden Sie in Zukunft, wenn Sie die Herz-Atmung machen, jedes Mal noch entspannter und lockerer.

Neutralität ist ein weites Feld. Sie werden es erleben, wenn Sie mit CQM arbeiten, wo überall unsere Neutralität gefragt ist. Es fängt dabei an, dass wir, wenn jemand mit einem riesigen Problem vor uns sitzt, nicht denken: „Oh Gott, und wie soll ich das jetzt wegkriegen!" oder den anderen bedauern und emotional in seine Geschichte, sein Drama, einsteigen. Stattdessen bleiben wir innerlich in der Leichtigkeit und Neutralität und legen los, egal, ob vor uns ein Schnupfen oder ein Partnerproblem oder eine finanzielle Krise sitzt.

Neutralität heißt auch: korrigieren – und loslassen. Sich nicht festbeißen an einem bestimmten Ergebnis, sondern freudig und geduldig erwarten, was unser eigenes Energiesystem oder das eines anderen mit den Korrekturen macht.

Und Neutralität ist nicht nur nützlich, wenn wir mit CQM arbeiten. Mit einem Gefühl der Neutralität kann uns auch im Alltag nichts aus der Ruhe bringen, egal ob beruflich oder privat.

Es ist ein Unterschied, ob ich in einer Situation, wie z.B. der Tatsache, dass gerade in mein Haus eingebrochen wurde oder ich in einem Meeting vor allen Kollegen heruntergemacht wurde, neutral reagiere und damit handlungsfähig bleibe. Oder ob mich meine Emotionen so überrollen und aus der Fassung bringen, dass ich nicht mehr klar denken kann und nicht mehr weiß, wie ich heiße.

„Heißt das, dass wir alle ab sofort wie Roboter durch die Gegend laufen und keine Emotionen mehr haben sollen?"

Nein, das heißt es nicht. Es heißt, dass wir uns unserer Emotionen und ihrer Wirkung *bewusst* werden, die diese Emotionen auf uns haben. Auch solche, die wir als „positiv" bezeichnen, wie z.B. Liebe, Freude, Stolz usw., können Schwächen auslösen.

Und wenn wir eine energetische Schwäche finden, dann korrigieren wir sie und kommen damit wieder zurück in unsere Neutralität, Handlungs- und Entscheidungsfähigkeit. Die ganzen Bewertungen und Beurteilungen haben dann ein Ende und wir können die Welt neu entdecken, als hätten wir eine zentimeterdicke, getönte Brille abgenommen.

Neutralität ist das Ergebnis der sogenannten „Herz-Hirn-Kohärenz". Unser Herz und unser Gehirn arbeiten im neutralen Zustand vollkommen kohärent, das heißt im Einklang.

Wenn Sie sich näher mit dieser Materie beschäftigen möchten, empfehle ich Ihnen die Website des *Institute of HeartMath* in Kalifornien: www.heartmath.org. Es gibt ein paar faszinierende Tests, mit denen Sie Ihre Herz-Hirn-Kohärenz und damit den Zustand der Neutralität trainieren können.

Was passiert, wenn diese Prinzipien (nicht) beachtet werden

Ehrlich gesagt, will ich mir ein Leben ohne Leichtigkeit, ohne Absicht und ohne Neutralität gar nicht mehr vorstellen!

Ja, ich sage bewusst „Leben", denn wie Sie auf den vorherigen Seiten gesehen haben, lassen sich diese drei Prinzipien nicht nur auf eine CQM Sitzung anwenden, sondern beeinflussen unser ganzes Sein.

Das meinen CQM Anwender damit, wenn sie sagen, CQM sei für sie eine neue Art des Seins geworden, eine neue Art zu denken und ihre Potenziale voll zu nutzen.

Menschen, die das sagen, wurden keiner Gehirnwäsche unterzogen und sind auch nicht Mitglied einer Sekte geworden. Sie erleben es einfach tagtäglich, dass Sie mit CQM auf eine viel entspanntere und mühelosere Art auf die Herausforderungen ihres Alltags reagieren und mit viel größerer Leichtigkeit die Ziele erreichen, die sie sich gesetzt haben.

Ziel von CQM ist die Selbstbestimmung, die Freiheit und die Unabhängigkeit. Dinge, die Sie in einer Sekte nie finden würden.

Was bedeutet es also, diese drei Prinzipien anzuwenden:

Wenn wir in der Leichtigkeit sind, es uns leicht machen, sind wir gedanklich und auch körperlich freier. Wir nehmen Impulse und Informationen mit allen Sinnen und aus allen Richtungen wahr.

„Mit Absicht" denken wir klar. Fokussiert. Konkret. Wir richten unsere *ganze* Aufmerksamkeit auf eine Sache und nicht nur einen Teil. Und wir zweifeln nicht am Ergebnis.

Und in Neutralität stehen wir wie ein Fels in der Brandung des Lebens. Wir haben keine Angst. Wir sind frei. Wir gehen den Weg, den wir gehen. Und wir lassen auch andere die Wege gehen, die sie gehen.

Machen wir die Leichtigkeit, die Absicht und die Neutralität zu unseren Verbündeten. Heißen wir sie willkommen in unserem Leben und laden wir sie ein, für immer zu bleiben!

5

Wie ich nichts mehr wusste und immer mehr fühlte (Gabrieles Geschichte)

"Pretty soon you will have a healing business. Ihr werdet ziemlich bald was in der Heilungsbranche machen", sagte Alva-Jane.

„Wie bitte?", fragte ich und sah sie erstaunt an.

"Yes, pretty soon, both of you, you and Michael, will have a healing business." Alva-Jane sah fest entschlossen aus.

„Nein, nein", widersprach ich ihr und versuchte, sie davon zu überzeugen, dass wir im Softwaregeschäft arbeiteten und nicht vorhatten, uns zu verändern. Doch Alva-Jane war nicht davon abzubringen, dass wir eines Tages „healing work" machen würden.

Das war an Weihnachten im Jahr 2002.

Manchmal läuft das Leben anders, als man denkt. Oder läuft es etwa *genau so, wie man denkt*?

Zu meiner Schulzeit wollte ich eigentlich Psychologie studieren. Denn es war mir mehrmals hintereinander passiert, dass ich in einer Prüfung in meinem Lieblingsfach Mathematik saß und einen totalen Blackout hatte. Jedes Mal, wenn die Blätter ausgeteilt wurden, verwandelte sich mein Gehirn schlagartig in ein Bermuda-Dreieck, in dem alles verschwand, was ich jemals hineingegeben hatte. Und das, obwohl ich die Mathematik liebte!

Ich beschloss, dass ich der Sache auf den Grund gehen und Psychologie studieren würde, denn Psychologen wussten die Antworten auf solche Fragen.

Als ich meinem Vater von meinem Entschluss erzählte, sagte der nur: „Lern was Gscheit's."

Was Gscheit's, das war in meiner Heimat in der Nähe von Stuttgart etwas Bodenständiges, ein Handwerksberuf. Und so machte ich nach der Schule eine Ausbildung zur Schriftsetzerin. Aber das wurde mir schnell langweilig und ich beschloss, doch noch zu studieren und zwar ein Fach, das von der Psychologie gar nicht so weit weg war: Werbung und Medientechnik, angewandte Psychologie sozusagen.

Eines Tages, es muss gegen Ende meines Studiums gewesen sein, fuhr ich mit der S-Bahn in die Stadtmitte von Stuttgart, um im Restaurant eines großen Kaufhauses zu frühstücken.

Auf der Rolltreppe zum Restaurant, musste ich niesen. „Gesundheit", sagte eine männliche Stimme hinter mir. Ich drehte mich um. Der Mann hatte einen Vollbart, trug einen Trenchcoat und war etwa so groß wie ich. Mürrisch sah ich ihn an. Warum wünschte mir dieser fremde Mann Gesundheit? Ich betrat das Restaurant.

Als ich kurze Zeit später am Büfett stand, tauchte er plötzlich wieder neben mir auf, stellte mir ein gekochtes Ei aufs Tablett und sagte: „Das ist es doch, was du suchst, oder?" Mir fiel die Kinnlade runter. Woher wusste er, dass ich tatsächlich gerade nach den gekochten Eiern gesucht hatte?

„Ich sitze da drüben am Fenster. Kannst dich zu mir setzen", sagte er und verschwand. Das war der Beginn meiner faszinierenden Begegnung mit Olaf.

Wann immer ich in den kommenden Wochen und Monaten nach Stuttgart kam, konnte ich ihn spüren. Ich ging durch die Fußgängerzone, bewusst entspannt und auf meinen Körper hörend, und da war es wieder: Dieses kurze Herzrasen, diese watteähnliche Wolke um meinen Kopf herum. Wenn ich das fühlte, dann war Olaf in der Nähe. Ich brauchte mich dann nur noch langsam um mich selbst zu drehen ... und wenn mir für einen Moment lang der Atem stockte, wusste ich, in welche Richtung ich gehen musste, um ihn in einem Café oder Geschäft anzutreffen.

Das Ganze ging so weit, dass mich diese Empfindungen auch urplötzlich bei mir zu Hause trafen: Ein Gefühl, wie wenn mich jemand plötzlich bei der Schulter nahm und sagte: „Hey, schau mal in die Richtung" oder „Geh mal da lang". Dann setzte ich mich in die S-Bahn, fuhr in die Stadtmitte, ging ein paar Meter durch die Fußgängerzone – und da stand Olaf.

Klingt das verrückt? Aber genauso war's. Ich konnte mir das alles nicht erklären. Was ich fühlte, ging weit über meinen Verstand hinaus. Ich wusste auch nicht, was ich mit diesen Gefühlen anfangen sollte, die sich anfühlten wie ... ja, wie Intuition. Ich hatte zwar mal etwas darüber gelesen, dass wir einen sogenannten „siebten Sinn" haben und dass wir ihn trainieren können, aber wie das gehen sollte, wusste ich nicht. Auch in der Schule beschäftigten wir uns in keinem Fach mit diesem Thema. Und Olaf schwieg nur geheimnisvoll, wenn ich ihn fragte, was es mit all dem auf sich hatte.

Rolf und die Reise nach Brasilien:
Wie ich weglief und mich selbst mitnahm

Im Jogginganzug saß ich eines Nachts mitten in Claudias Wohnzimmer auf dem Boden, ein Glas von ihrem besten Cognac in der Hand. Es war halb zwei Uhr morgens und wir feierten meinen 32. Geburtstag.

So hatte ich mir diesen Tag nicht vorgestellt. Vor einer Stunde war mein Leben aus den Fugen geraten. Vor einer Stunde hatte ich nach einer letzten Auseinandersetzung mit meinem ersten Mann unser gemeinsames Haus verlassen und war zu meiner Freundin Claudia gefahren.

Meine Ehe war im Eimer. Außerdem hatte ich vor drei Monaten meinen Job bei einer Frankfurter Medien- und Marketingagentur verloren und meine neue Tätigkeit bei einem Finanzdienstleister lief nicht so, wie ich es mir vorgestellt hatte. Was dazu führte, dass mein Bankkonto das falsche Vorzeichen trug: Es war im Minus.

Was sollte ich machen? Wie kam ich aus dieser Nummer wieder raus? Ich konnte gar nicht richtig klar denken, so benommen war ich von dem, was passiert war. Und der Cognac tat sein Übriges. Ich hatte das Gefühl, als wäre mein Gehirn außer Betrieb.

Claudia versuchte mich zu trösten, so gut es ging. Und am nächsten Mittag hatte sie eine Idee: Sie verkündete mir, ich würde am nächsten Wochenende auf ein Seminar fahren. Danach sähe ich alles klarer. Sie habe mich schon angemeldet.

Ich war überrascht, fuhr aber hin. Ich hatte keine Ahnung, worauf ich mich da einließ. Und das war auch gut so, denn nach den zweieinhalb Tagen Seminar hatte mein Leben eine 180-Grad-Wendung gemacht. In diesen zweieinhalb Tagen begriff ich Dinge, die ich in meinem Job in der Finanzwelt immer nur geahnt hatte: Wie Gedanken funktionieren und wie stark wir damit unsere Umwelt beeinflussen.

Ein paar Tage nach dem Seminar kam Claudia morgens in die Küche und sagte „Mein Ellbogen tut so weh." Sie jammerte richtig, so stark waren die Schmerzen und sie gingen nicht mehr weg. Nach einer Weile hörte ich mich plötzlich sagen: „Komm, das nehm ich da einfach raus." Ich griff nach ihrem Ellenbogen und machte eine Handbewegung, als ob ich etwas Imaginäres herausziehen würde.

Claudia schaute mich plötzlich mit großen Augen an und sagte: „Was hast du gemacht? Es ist weg!" Und ich hörte mich sagen: „Nichts. Ich hab das einfach rausgenommen."

Wir waren beide völlig perplex. Ich hatte keine Ahnung, was gerade passiert war. Ich wusste nur, dass ich gerade etwas Wichtiges entdeckt hatte: Ich hatte etwas tun wollen – und das Ergebnis war genauso eingetreten. Ich hatte die Absicht gesetzt, Claudia zu helfen – und ihre Schmerzen waren weggegangen.

Nachdem ich eine Weile bei Claudia gewohnt hatte, sich aber an meiner grundsätzlichen Situation nichts änderte (mein Bankkonto war immer noch im Minus, Tendenz fallend), kamen alte Kindheiträume vom Aussteigen in mir hoch.

Was sollte ich eigentlich noch hier? Die Welt hier brauchte mich nicht mehr und ich brauchte sie nicht mehr. „Ich will hier weg. Ich gehe von hier weg", ging es wie ein Mantra durch meinen Kopf. Also beschloss ich, mich für eine Weile aus meinem Leben auszuklinken und auszuwandern. Ich fuhr in meine Heimatstadt zu meiner Schwester Christina und erzählte ihr davon. Sie reagierte erstaunt, sagte aber nur: „Mach, was du willst. Wenn du meinst."

Wir saßen in einer Kneipe und bemerkten nicht, dass uns jemand zuhörte: Rolf. Ich kannte ihn aus der Schulzeit. Vom Typ her kann man ihn wohl am ehesten mit einem Trucker vergleichen. Er gesellte sich zu uns und sagte: „Ich fahr mit dir. Ich will auch verreisen. Ich will nach Brasilien."

Ich wehrte zunächst ab, denn ich wollte allein auswandern und nicht mit Anhang. Doch Rolf blieb so hartnäckig, dass ich schließlich einwilligte.

Noch heute frage ich mich, wer oder was in diesem Moment seine Hände im Spiel hatte, denn was mir in den darauffolgenden Wochen vor unserer Abreise widerfuhr, war eine wahre Überdosis, ein Overkill an Dingen, die ich mit meinem Verstand nicht begreifen und in die Schubladen meines Gehirns nicht einsortieren konnte. Rolf entführte mich in eine Welt, die mir noch keiner in meinem Leben gezeigt hatte. Seine Fähigkeiten waren außergewöhnlich. Er brauchte z.B. nur zu denken „Öffnen!", schon öffnete sich das Schiebefach seines CD-Players. Und wenn er dachte „Herbeirücken!", dann bewegte sich sein Glas über den Tisch auf seine Hand zu.

Was war das? War das möglich? Wo war der Trick? War ich übergeschnappt?

Ich war hin und her gerissen. Immer, wenn ich in Rolfs Nähe war, waren meine Gedanken, mein Sein und alles, was ich bisher gelernt und erlebt hatte, auf dem Prüfstand. Auch körperlich war ich jedes Mal ganz durcheinander, wenn ich bei ihm war. Es fühlte sich so an, als würde man durch ein Hochspannungsfeld laufen, wenn Rolf im Raum war.

In den Wochen vor unserer Abreise zeigte mir dieser Mann alles über die Macht der Gedanken. Er sagte z.B. eines Tages zu mir: „Schließ die Augen und pass auf, wie die Energie wirkt." Ich hatte kaum die Augen geschlossen, da spürte ich schon ein Ziehen im Oberarm, das so heftig wurde, als hätte jemand einen Angelhaken in meine Muskulatur gehängt und würde daran ziehen. Rolf zog aber nur mental daran. Beim nächsten Mal spürte ich einen Impuls in der Magengegend, so als würde mir jemand eine brennende Fackel in den Bauch stoßen. Rolf dachte nur daran, mir einen Stock in den Bauch zu drücken. Er saß mir die ganze Zeit unbewegt gegenüber.

Dann hatte ich das Gefühl, als hätte jemand ein Lasso um meine Knöchel gelegt und zöge mir die Füße nach oben. Ich öffnete die Augen. Rolf saß mir grinsend gegenüber. Auch diesmal war alles nur in seiner Vorstellung passiert.

Ein andermal, bei einem Waldspaziergang, lieferten wir uns einen mentalen Ringkampf: Rolf verließ den Weg und lief ein paar Schritte in den Wald hinein, um Frühlingsblumen zu pflücken. Ich blieb, wo ich war, lehnte mich an einen Holzstapel und sah ihm dabei zu.

„Komm mal rüber", rief Rolf plötzlich.

„Komm doch du, der Weg ist genauso weit!", rief ich keck zurück.

„Das werden wir gleich sehen, ob du kommst!", erwiderte Rolf. Er richtete sich auf, fixierte mich und kniff die Augen leicht zusammen. Im selben Moment gehorchten mir meine Beine nicht mehr. Mein linker Fuß hing auf einmal in der Luft. Ich bekam ihn nicht mehr auf den Boden, so sehr ich es auch versuchte. Egal, wie oft ich meinem Fuß befahl, sich genau unter mir wieder hinzustellen, es funktionierte nicht. Rolf zog mental daran!

Ich musste mich an dem Holzstapel festhalten, denn meine Beine begannen höllisch zu schmerzen, wurden schließlich taub. Ich hatte keine Herrschaft mehr über sie. Auch meine linke Hand, mit der ich mich am Holz hielt, wurde auf einmal völlig kraftlos. Ich rutschte ab!

Rolf stand immer noch unbewegt an der gleichen Stelle und sah zu mir herüber, seine Gedanken wie einen Laserstrahl auf meine linke Hand gerichtet.

„Schluss jetzt!", bettelte ich.

Rolf kam lachend auf mich zu. „Kapierst du's jetzt endlich?"

„Bring das sofort in Ordnung!", herrschte ich ihn an. Dreiviertel meines Körpers fühlten sich an, als hätte ein Zahnarzt seinen sämtlichen Vorrat an Betäubungsspritzen hinein gerammt.

Lachend packte mich Rolf unter den Armen und Knien und trug mich aus dem Waldstück hinaus. Als er mich vor unserem Auto absetzte, funktionierten meine Beine wieder, doch ich konnte meinen linken Arm noch nicht bewegen.

„Los, sofort auch noch den Arm reparieren", befahl ich. Minuten später war der ganze Spuk vorbei und auch mein linker Arm wieder einsatzbereit.

Noch heute, wenn ich daran zurück denke, schüttele ich den Kopf über das, was ich mit Rolf erlebt habe. Es war, als wäre ich in einem Turbo-Crashkurs über die Wirkung von Gedanken gelandet, für den ich mich gar nicht angemeldet hatte. Und als Sahnehäubchen auf der ganzen Geschichte, passierte im Flugzeug nach Brasilien etwas sehr Merkwürdiges:

Von einem Moment auf den anderen nahm dieser Mann eine ganz andere Identität an. Von einem Moment auf den anderen war Rolf wieder der Mann, den ich aus der Schule kannte: Ein mit geistigen Gaben nicht gerade übermäßig beschenkter Prototyp, der überhaupt nichts von alledem wusste und konnte, was er mir gezeigt hatte! Seine ganze Weisheit über die Macht der Gedanken und unsere Wahrnehmung, die weit über die fünf Sinne hinausgeht, waren auf einmal wie weggeblasen!

Drei Wochen verbrachten wir zusammen, sahen die Wasserfälle von Iguazu, stürzten uns in die Straßenschluchten von São Paulo und zogen uns auf die wunderschöne Insel Illa Bella zurück. Doch Rolf war nicht mehr der, der er vor unserer Abreise gewesen war. Zuerst zweifelte ich an meinem Verstand. Dann tobte ich und schrie ihn an. Schließlich resignierte ich.

Ich war also weggelaufen. Weggelaufen vor allem und jedem, mit dem ich nichts mehr zu tun haben wollte. Hatte mal eben den Stecker aus meinem alten Leben gezogen und gedacht, damit wäre alles erledigt. Doch ich hatte mich mitgenommen, bis hierher, ans andere Ende der Welt. Ich war immer noch ich und ich hatte meine ganzen Gedanken, Gefühle, Ängste und Sorgen die ganze Zeit über im Gepäck gehabt. „Es gibt kein Entkommen, kein Entrinnen vor uns selbst", dachte ich.

In dem Moment, als ich das dachte, machte sich plötzlich eine große Heiterkeit in mir breit. Tja, wenn das so war, dann konnte ich ja eigentlich genauso gut zurückfliegen, den ganzen Scherbenhaufen zusammenkehren und mein Leben in die Hand nehmen!

Am nächsten Tag ergatterte ich zwei Rückflugtickets nach Deutschland. Ich weckte Rolf und verkündete ihm, dass wir in drei Tagen nach Hause fliegen würden. Ich habe ihn seit unserer Rückkehr nie mehr gesehen.

Gedanken werden Wirklichkeit: Wie ich per „Bestellung" bekam, was ich wollte

Aus Brasilien zurück, wollte ich einfach wieder ein ganz normales Leben führen. Gerne in der Medienwelt, in der ich gearbeitet hatte, bevor ich zum Finanzdienstleister gegangen war. Doch statt „Normalität" zu erfahren (was immer das ist), wurde ich erneut mit der Kraft meiner Gedanken konfrontiert. Heute würde ich diese Dinge mit „Synchronizität" bezeichnen. Damals hatte ich keinen Namen dafür:

Ich rief zum Beispiel einen Freund an und der sagte „Toll, dass du anrufst, ich hab heute Morgen einen Anruf von einem Filmproduzenten aus Wien bekommen. Die suchen jemanden mit deinen Erfahrungen. Komm doch diese Woche mal bei mir vorbei."

Als ich ihn ein paar Tage später im Büro besuchte, meinte er: „Schön, dass du da bist. Der Produzent aus Wien hat heute wieder angerufen. Du fliegst morgen hin." Ich schaute ihn verdattert an und er sagte nur: „Ja, ja, ich hab das für dich klargemacht. Du bist genau die Richtige für die."

Ich flog also nach Wien und fand mich am nächsten Morgen in einem Briefinggespräch zu einem Riesenprojekt wieder, wusste überhaupt nicht, um was es ging und konnte auch niemanden fragen, denn mein Auftraggeber war aus diesem Meeting abberufen worden, weil sein Buchhalter zeitgleich einen Herzinfarkt im Büro gekriegt hatte. Doch ich hatte den Job!

Von Wien aus führte mein Weg nach München. Wenige Wochen vor dem geplanten Umzugstermin saß ich noch mit einem Freund in einer Wiener Kneipe und sagte zu ihm: „Ich sollte mich jetzt mal langsam um eine Wohnung in München kümmern. Ach, weißt du was, ich lass mich einfach finden! Morgen ruft mich bestimmt jemand an und hat eine für mich." Mein Freund lachte, er glaubte mir nicht.

Und was passierte? Am nächsten Morgen um Elf klingelte mein Telefon. Es war Paul, der einzige Mensch, den ich in München kannte, außer meiner Freundin Sandra, bei der ich hin und wieder übernachtet hatte. Pauls erster Satz war: „Wann bist du wieder in München?" Ich sagte: „Diese Woche Donnerstag, lass uns doch abends ein Bier trinken gehen. Und vielleicht kannst du dich schon mal um 'ne Wohnung für mich kümmern, ich bleib nämlich in München." Woraufhin er rief: „Da hab ich was für dich! Ich hab mir gestern eine angesehen. Die nehm ich aber nicht, du kannst sie haben!"

Diese Wohnung hab ich nicht bekommen. Aber der Makler hat mir eine direkt gegenüber angeboten: Erstbezug, unter mir der See vom Westpark, sieben Minuten zu Fuß zu meinem neuen Büro!

Solche Sachen sind mir während dieser Zeit ständig passiert. Jedes Mal, wenn ich gezaubert habe – ich meine gedanklich gezaubert – dann sind die Leute aufgetaucht oder die Materialien, die ich brauchte. Alles ist genau so passiert, wie ich es gedacht habe. Meine Assistentin Bettina sagte damals immer, wenn etwas schief ging oder wir neue Autoren oder Grafiker brauchten: „Geh in den Park und denk."

Wie stark meine Gedanken wirklich waren und wie gut ich sie dafür einsetzen konnte, auch Themen anderer Art zu lösen, erfuhr ich erst durch die SILVA MIND Methode.

Wir sind mehr als Fleisch und Knochen: Die SILVA MIND Methode

Als die Sache mit Claudias Arm passiert war, hatte ich mich auf die Suche nach Literatur zu diesem Thema gemacht. Es musste doch etwas geben, was erklärte, was da passiert war. Das Internet gab es zu dieser Zeit noch nicht. Andere Menschen danach fragen, was ich erlebt hatte? Das hatte ich nach Bemerkungen wie „Was immer du nimmst, nimm die Hälfte davon" und dem einen oder anderen mitleidigen Lächeln aufgegeben.

Wie von Geisterhand geleitet ging ich durch die größte Buchhandlung Frankfurts und blieb plötzlich vor einem Regal stehen. Das Gefühl, dass ich dort stehen bleiben sollte, war ähnlich, wie wenn ich Olafs Anwesenheit spürte. Durch die Zeit mit ihm war ich ja äußerst trainiert, was meine Körperreaktionen anging.

Das Buch, auf das mein Blick fiel, war „Silva Mind Control – Steigerung der Kreativität und Leistungsfähigkeit des menschlichen Geistes" von José Silva. Ich nahm es heraus und las den Text auf seinem Einband: Es ging um die mühelose Überwindung von Stresssituationen, die Verbesserung des Gedächtnisses, die Steigerung der Schaffenskraft auf allen Gebieten, die erfolgreiche Bekämpfung aller als unangenehm empfundenen Gewohnheiten (Rauchen, Alkohol, Drogensucht etc.) und auch um die Aktivierung der geistigen Heilkräfte in sich und anderen Menschen. Grundlage sei die „Alpha-Grundstufe", eine Bewusstseinsebene, von der aus alle Lebensabläufe gesteuert würden.

Ich musste mich setzen. Das war genau das, was ich gesucht hatte! Ich schlug das Inhaltsverzeichnis auf. Kapitel 12: „Außersinnliche Wahrnehmung kann geübt werden." José Silva bezeichnete sie als ASW, als Aktive Sinneserweiterung. Wie einen Schatz drückte ich das Buch an mein Herz und verließ die Buchhandlung.

In den folgenden Wochen machte ich alle Übungen, die im Buch standen. Es funktionierte von Tag zu Tag besser und ich konnte mich auf meinen Körper und auf mein Nervensystem immer besser verlassen. Ich wollte die Methode aber auch gerne noch von einem Lehrer lernen und mich mit anderen darüber austauschen. Noch traute ich mir selbst nicht ganz und dem, was ich da tat.

Das Internet gab es, wie schon gesagt, noch nicht in dieser Form. Ich hatte von daher keine Ahnung, wie ich einen Lehrer oder eine Gruppe finden sollte. Doch die Büchse der Pandora war geöffnet. Ich musste nur noch ein bisschen Geduld haben. Denn als ich ein Jahr später nach Kalifornien zu Michael, meinem heutigen Ehemann, zog, traf ich Fae. Und Fae erzählte mir, dass sie alle zwei Wochen zu einer SILVA MIND Gruppe gehe. In dieser Gruppe, so sagte sie, benutzten die Mitglieder ihren Geist, um Krankheiten und andere Misslichkeiten bei Menschen aufzuspüren und diese mental zu verändern. Ich grinste innerlich. Danke!

Zwei Wochen später fand in San Francisco das SILVA MIND Basisseminar statt, das von Burt Goldman geleitet wurde, der 25 Jahre lang der Direktor der SILVA MIND Organisation für Kalifornien war. Michael und ich gingen zusammen hin. Das Seminar war unsere Eintrittskarte für die SILVA MIND Gruppe, zu der Fae gehörte.

Nach zwei Tagen SILVA Training bekamen wir die Abschlussaufgabe, einen sogenannten „case work", also die Bearbeitung eines konkreten Falls. Jeder der Teilnehmer musste aus einem großen Stapel Blätter ein Blatt herausziehen. Auf diesen Blättern standen jeweils ein Name eines Menschen aus den verschiedensten Staaten der USA sowie deren körperliche Beschwerden, Krankheiten oder Gebrechen. Wir sollten unser Blatt nicht lesen und es auch niemandem zeigen.

Burt Goldman holte den ersten Kandidaten auf die Bühne. Ich erinnere mich noch genau an ihn. Sein Name war Don und er war ganz in Schwarz gekleidet, sehr modisch, avantgardistisch. Zwei Tage lang hatte Don nur rumgemeckert, alles in Frage gestellt und den ganzen Kurs aufgemischt.

Burt bat ihn, „in Alpha" zu gehen, so nennt man es, wenn man sich entspannt und die eigene Gehirnfrequenz auf den Alpha-Bereich von 7 bis 14 Hz absenkt. In Alpha sollte Don dann beschreiben, was er bei einer Dame namens Betty Miller,

35 Jahre, alles wahrnehme.

Während Don die Augen schloss und sich entspannte, schrieb Burt hinter ihm eine Beschreibung von Betty Miller an das Flipchart, damit wir es alle sehen konnten: „Dunkelhaarige Frau, schulterlanges, gewelltes Haar, 180 cm groß, 146 kg, im 8. Monat schwanger, schweres Asthma." Don hatte die ganze Zeit die Augen geschlossen und konnte nicht sehen, was Burt schrieb.

Dann fing Don an: „Ich sehe eine dunkelhaarige Frau", sagte er. „Wow, die ist aber groß! Und – sie ist dick, viel dicker als normal! Sie ist ganz schön übergewichtig. Und dann ist da noch ein Mensch – Burt, kann das sein, dass sie schwanger ist?" Die anderen Teilnehmer und ich hielten den Atem an. Das war ja genau das, was Burt auf das Flipchart geschrieben hatte!

Don fuhr fort: „Diese Frau kann kaum atmen, sie braucht Hilfe beim Atmen. Hat sie Asthma?" Ein Raunen ging durch den Raum. Don, der zwei Tage nur genörgelt und gezweifelt hatte, hatte einen Volltreffer gelandet.

Aufgeregt machten wir uns alle daran, unsere Fälle zu bearbeiten. Meine Übungspartnerin nannte mir den Namen der Person auf ihrem Blatt: Martha Hill, 38 Jahre, aus Maryland.

Ich entspannte mich und ging auf Alpha, wie wir es gelernt hatten, und stellte mir Martha vor meinem geistigen Auge vor. Zunächst konnte ich nicht glauben, was ich da sah und schüttelte den Kopf: „Martha ist ... ca. 160 cm groß ... Sie hat blonde kurze Haare ... und ein narbiges Gesicht", begann ich zögernd. „Und ... da ist sehr viel Metall in ihrem Körper ... Die Schädelknochen auf der linken Seite sind größtenteils aus Metall. Unter dem Metall ist es ganz rot ... Das kann doch nicht sein ... Und in der Schulter ist auch Metall. Und in der Mitte des Rückens ist auf der einen Seite ein ganz dunkler Fleck. Irgendwas ist mit der einen Niere ..."

Kopfschüttelnd öffnete ich die Augen. Meine Partnerin schaute mich erstaunt an und reichte mir das Blatt mit der Beschreibung von Martha Hill: „Martha leidet unter extremen Kopfschmerzen seit einem Motorradunfall vor zehn Jahren. Ca. 25% ihrer Schädelknochen waren so zerschmettert, dass sie durch Metallplatten ersetzt werden mussten. Auch im Schultergelenk befinden sich noch Metallschrauben, die nach dem Unfall eingesetzt wurden. Ihre linke Niere wurde durch den Unfall in Mitleidenschaft gezogen, sodass nur die rechte Niere funktionstüchtig ist."

Ich musste erst mal tief Luft holen. Auch ich hatte einen Volltreffer gelandet! Endlich verstand ich, was es mit dem ganzen „Fühlen" auf sich hatte:

Durch die aktive Erweiterung unserer Sinne (ASW) im Alpha-Zustand können wir mühelos unser Bewusstsein an jeden beliebigen Ort projizieren und die dort vorhandenen Informationen mit unserem eigenen Körper wahrnehmen. Außersinnliche Wahrnehmung ist also eigentlich nichts Außer-Sinnliches, sondern eine *Erweiterung* der eigenen Sinne, wie es José Silva ja auch nennt.

Das Ganze ist ein brillantes Zusammenspiel unseres Bewusstseins und unseres Wahrnehmungsapparates. Und es funktioniert, ob wir daran glauben oder nicht, wie wir an Don gesehen haben. Und auch bei mir damals im Deutschaufsatz hatte es funktioniert, obwohl ich damals noch gar nicht wusste, dass so etwas möglich war.

Von da an waren wir, Michael und ich, Dauergast bei der SILVA MIND Gruppe in Albany bei Berkeley, die von einer ganz alten Dame namens Norma DeArmon geleitet wurde. Alle zwei Wochen bearbeiteten wir Fälle, gingen auf Alpha und fanden heraus, was die Anliegen der jeweiligen Personen waren, um sie anschließend mental zu verändern.

Als wir das erste Mal zu der Gruppe gingen, dachte ich: „Ich streng mich ganz arg an und krieg das hin, so wie bei Burt im Seminar." Und so war es auch: Norma sagte den Namen des Mannes, um den es ging, und ich wusste sofort, was los war. „Da ist ein Problem unterhalb vom Knie. Da fehlt der Knochen." Volltreffer. Der Mann hatte eine Amputation hinter sich und entsetzliche Phantomschmerzen und wir sollten ihm dabei helfen, sie loszuwerden.

Nach ein paar Wochen fiel mir auf, dass ich manchmal sehr fix war mit meinen Ergebnissen und manchmal sehr langsam. Wie kam das? Auf der Fahrt zum nächsten Treffen nahm ich mir daher fest vor, wieder die Schnellste zu sein, wie beim allerersten Mal.

Was glauben Sie, was passierte? Genau. Meine klare Absicht bewirkte, dass es so war. Wieder war ich die erste, die die Person und ihr Anliegen beschreiben konnte, sobald Norma den Namen genannt hatte.

Das war der Punkt, an dem ich die Wichtigkeit der Absicht erkannt habe. Diese Qualität der Absicht, dieser „Motor" für unser Denken, Fühlen und Handeln, hat sich an diesem Punkt richtig in mich eingebrannt. Ganz klar vorzudenken „Das will ich haben" – und schon ist es da.

Über die kommenden Jahre hinweg habe ich dieses Phänomen immer wieder getestet und beobachtet. Das Ergebnis war immer das Gleiche: Wann immer ich eine kurze, klare, zweifelsfreie Absicht setzte, arbeiteten mein Bewusstsein, mein Geist und mein Verstand auf brillante Weise zusammen, um mir die richtigen Informationen zu liefern.

Von da an kannten Michael und ich kein Halten mehr, was das Suchen und Finden von Literatur und Seminaren anging, die sich mit unserem Bewusstsein, Heilung, Denken, Seele, Gehirnforschung und altem Wissen beschäftigten. In den Jahren 1997 bis 2003 waren wir nahezu wöchentlich Gast im East West Bookstore in Mountain View.

Dieser Bookstore und das indische Restaurant „Sue's Kitchen" einen Häuserblock weiter wurden zu unserem zweiten Wohnzimmer. Dort haben wir Menschen kennen gelernt wie Fred Alan Wolf (auch bekannt als Dr. Quantum, er hat Bücher geschrieben wie „Der Quantensprung ist keine Hexerei – Die neue Physik für Einsteiger"), David Morehouse (über ihn erzähle ich Ihnen im Abschnitt „Remote Viewing" mehr) und Satyam Nadeen alias Michael Clegg.

Michael Clegg, so war sein bürgerlicher Name, trafen wir im Dezember 1998 bei einer Lesung seines Buches im East West Bockstore. Er gehörte zu den typischen New Agern der 1970er und 80er Jahre. Er hatte sich auf die Fahnen geschrieben, die Welt durch MDMA (besser bekannt unter der Bezeichnung „Extasy") zu retten. Als der Genuss von Extasy im Jahr 1988 in den USA für illegal erklärt wurde, verlegte er seine Firma ins Ausland. Doch einige der Drogen fanden ihren Weg zurück in die USA und er wurde verhaftet. In einem Gefängnis in Florida wartete er zwei Jahre auf den Richterspruch. Während dieser Zeit wurde ihm klar, dass ihn seine lebenslange spirituelle Suche der Erleuchtung kein bisschen näher gebracht hatte. Daher beschloss er, mitten im Gefängnis, es einfach aufzugeben, noch erleuchtet zu werden. Als er das tat, stellte sich ein Gefühl von Erleichterung und Gnade in ihm ein. Und er hatte plötzlich die Erkenntnis, dass alles, was existiert, Bewusstsein ist, reines Bewusstsein.

Die darauffolgenden Jahre im Gefängnis verbrachte er damit, an den Kern dieses Bewusstseins zu kommen, indem er sich durch alle Schichten seiner Persönlichkeit hindurch schälte. Seine Geschichte hat er in dem Buch „From Onions to Pearls" (Titel der deutschen Ausgabe: „Von der Zwiebel zur Perle") beschrieben. Satyam hat mir bei der Lesung eine Ausgabe des Buches signiert mit den Worten:

„All there is is consciousness – you are not the doer and neither is anything else".

„Alles, was ist, ist Bewusstsein. Weder Sie, noch irgendetwas anderes tun", könnte man es frei übersetzen.

Dieser Satz, der auf dem Schutzumschlag des Buches stand, ging mir nach der Lesung wochenlang wie ein Mantra durch den Kopf. Er fasste zusammen, was auch die Quantenphysiker sagen: „Am Grunde der Materie ist nur ein Feld, das das Potenzial hat, sich zu materialisieren."

Satyams Widmung brachte auch auf den Punkt, was alle spirituellen Schulen, die sich mit dem Nondualismus beschäftigen, sagen: „Bewusstsein (Die Quelle – Alles, was ist – Gott) ist alles, was existiert."

Doch was bedeutete das für meinen Alltag? Ich musste doch trotzdem noch morgens ins Büro, E-Mails beantworten, einkaufen, kochen, mit Kunden reden ... Ich war doch der „doer", die, die permanent etwas tat! Was der Satz wirklich bedeutete, sollte ich erst viel später erfahren.

In den darauffolgenden Jahren trug ich sehr vieles zusammen, was man über das Bewusstsein und seine Verbindung zu unserem Leben finden konnte. Tagsüber war ich Vertriebsleiterin bei der Softwarefirma im Silicon Valley, (so nennt man die Gegend südlich von San Francisco, in der sich die

Halbleiterbranche sehr stark konzentriert), abends und an den Wochenenden gingen Michael und ich auf Seminare, Seminare, Seminare.

Wir besuchten NLP Seminare und fanden heraus, wie unsere Sprache das beeinflusst, was wir denken, fühlen und tun. Parallel dazu waren wir fast zehn Jahre lang Mitglied der SILVA MIND Gruppe. Norma DeArmon, zwischenzeitlich fast hundert Jahre alt, ist immer noch aktiv in der Seniorenresidenz und erleichtert die Gebrechen ihrer Mitbewohner.

Eines Tages, ich las gerade ein Buch über die Kahunas, sagte ich zu Michael: „Du, ich will auch mal übers Feuer gehen wie die Kahunas!" Sie ahnen, was jetzt kommt: Einen Tag später hatte ich einen Flyer in der Post: Firewalk. Also fuhr ich zum Firewalk, zu Anthony Robbins. Ein sehr beeindruckendes Erlebnis. Tony Robbins brachte uns bei, wie Absicht tatsächlich funktioniert, und was der Mind, der Geist, alles in Bewegung setzt. Was wiederum dazu führte, dass wir bei Tony die gesamte Life Mastery absolvierten, inklusive der Trainerakademie.

Durch Tony Robbins und Silva kamen wir in die Tesla Society und haben dort alle möglichen Leute und Dinge kennen gelernt: z.B. die Rife-Technologie und die Theorie, wie der Stoffwechsel wirklich funktioniert (nämlich ganz anders als sie es in der Schulmedizin erzählen), was mit unseren Emotionen passiert, wenn wir übersäuert sind ... Von den unterschiedlichsten Seiten und den unterschiedlichsten Leuten wurden in dieser Zeit die Zusammenhänge zwischen Gedanken, Emotionen und körperlichem Wohlbefinden an uns herangetragen.

Dann hatte ich plötzlich die Bücher von Franz Bardon auf meinem Nachtisch, die mich inspirierten, mich noch näher mit Remote Viewing zu beschäftigen. Franz Bardon hatte von seinem Aufgestiegenen Meister (was immer das ist) den Auftrag bekommen, ein Buch zu schreiben über dieses Wissen von anderen Sphären, anderen Dimensionen, anderen Realitäten. Ich habe mir alle seine Bücher besorgt, weil ich auch in der Akasha Chronik lesen können wollte (was immer die Akasha Chronik ist). Seine Übungen, die man machen musste, waren mir aber alle viel zu kompliziert. Doch es war der Anfang meiner Begegnung mit Remote Viewing. Genauer gesagt, mit David Morehouse.

David Morehouse war bei der US Army im Remote Viewing Team. Ab 1996 fing er an, Zivilisten darin auszubilden. Wir erlebten ihn zum ersten Mal bei einem Vortrag im East West Bookstore in Mountain View (Sie erinnern sich, unserem zweiten Wohnzimmer zu der Zeit). Es war ein Sonntagnachmittag, den ich in meinem Leben nicht wieder vergessen werde. Während er sprach, rutschte ich die ganze Zeit auf der Stuhlkante herum und dachte: Das ist doch genau das, was Franz Bardon beschreibt, nur viel einfacher!

Ich war so begeistert, dass ich von David Morehouse alles lernen wollte, was es über Remote Viewing zu lernen gab. Also trat ich der Remote Viewing Gruppe „Projekt Infinity" bei. Man forderte Übungsziele an, machte eine eigene Sitzung bei sich zu Hause, schickte seine Ergebnisse zurück und bekam Feedback, wie nah man dem Ziel gekommen war.

Wenn man gut war, das heißt: sehr akkurat, nahmen die gruppenverantwortlichen Manager einen in die sogenannte „Operative Gruppe" auf. Dort wurden operative Ziele bearbeitet, Expeditionen begleitet und Research-Projekte durchgeführt. Ich gehe davon aus, dass ich sehr akkurat war, denn nach drei Monaten war ich in der Operativen Gruppe. In dieser Zeit war ich so fasziniert von Remote Viewing, dass ich jeden Tag trainierte.

Eines Tages drängte mich ein Bekannter dazu, ein Remote Viewing Seminar zu halten. Ich lehnte spontan ab. Ich wollte keine Seminare geben. Ich war völlig zufrieden mit meinem Job in der Softwarebranche. Irgendwie habe ich mich aber dann doch dazu überreden lassen. Mit dem Ergebnis, dass wir plötzlich alle 14 Tage die Remote Viewer im Haus hatte, um gemeinsam an Zielen zu arbeiten. Das war in der Zeit von 1998 bis 2003. Man kann sagen, das war die Geburt von HyperVoyager.

Im folgenden Abschnitt gebe ich Ihnen einen kurzen Einblick ins Remote Viewing. Denn was beim Remote Viewing passiert, hat auch ganz stark mit CQM zu tun.

Remote Viewing:
Eine etwas andere Art des Fernsehens

Remote Viewing heißt direkt übersetzt „Fernsehen". „Fernwahrnehmen" wäre allerdings die bessere Übersetzung oder noch besser „Sehen, hören, riechen, schmecken und fühlen mit jeder Zelle des Körpers".

Was sich hinter dem weltweit als Remote Viewing bekannten Schlagwort verbirgt, ist die erlernte Fähigkeit, sein Bewusstsein an jeden beliebigen Ort und zu jedem beliebigen Ereignis in Zeit und Raum zu projizieren. Dann werden die am Zielort vorhandenen Informationen gesammelt und, nachdem man mit seinem Bewusstsein wieder ins Hier und Jetzt zurück gekehrt ist, in Form eines genau strukturierten Protokolls aufgeschrieben und aufgezeichnet.

Ursprünglich entwickelt wurde das Remote Viewing ab 1972 am Stanford Research Institute in Palo Alto, Kalifornien, und bei der US Army zu Spionagezwecken verwendet. Ingo Swann heißt der Entwickler des Protokolls, anhand dessen die Informationen, die während einer Remote Viewing Sitzung gesammelt wurden, dokumentiert werden konnten.

Da Ingo Swann während den Remote Viewing-Sitzungen so unvoreingenommen wie nur möglich arbeiten wollte, musste er sicherstellen, dass er keine Vorinformationen über das Ziel (engl.: target) hatte.

Er bat daher seine Kollegen, ihm nichts über das Ziel zu sagen, sondern es durch Zahlen zu codieren. Ein Ziel konnte, wie gesagt, alles sein: ein Ort, ein Ereignis aus Gegenwart, Vergangenheit oder Zukunft, ein Tier, die subatomare Struktur eines neuen Stoffes, der optimale Lebenspartner, die Ursachen einer Krankheit, die Hintergründe eines Autounfalls ...

Die Aufgabenstellung dazu konnte z.B. lauten: „Begib dich mit deinem Bewusstsein zum Kriegsschauplatz XY und beschreibe den seelischen und körperlichen Zustand der US-Truppen". Der Zahlencode sah dann so aus: 2547-3976. Er war das Einzige, was Ingo Swann an Information über das Ziel erhielt, und er benutzte ihn so, wie wir heute eine Handynummer benutzen, um jemanden anzurufen: Er wählte sich mit seinem Bewusstsein in das dahinterliegende Target ein und sammelte alle Informationen, die er bekommen konnte, um sie anschließend zu dokumentieren.

Wie ich schon sagte, wurde Remote Viewing ursprünglich zu Spionagezwecken entwickelt und eifrig benutzt. Noch heute wird nach dem offiziellen Protokoll von Ingo Swann gearbeitet und auch ich verwende es, um den Teilnehmern im

Coordinated Remote Viewing Seminar eine optimale Arbeits-struktur an die Hand zu geben. Für mich ist Ingo Swanns Pro-tokoll das Meisterwerk schlechthin, um unser Bewusstsein und unsere Wahrnehmungsfähigkeit auf einzigartige und neutrale Weise zu trainieren.

Jeder, der sich mit Kreativität, Intuition, Heilung, Quanten-physik, Coaching, Beratung, Training, Verkauf, also Wahrneh-mung im weitesten Sinne beschäftigt, sollte meiner Meinung nach einmal in seinem Leben ein mehrtägiges Seminar in die-ser Disziplin durchlaufen, die auch „Martial Art of the Mind" genannt wird. Diese Art zu „sehen" wird Ihnen ein völlig neues Verständnis für Ihre Kunden und die anderen Menschen, die Sie umgeben, liefern.

Was mich daran am meisten beeindruckt ist, wie sehr uns unsere Sinnesorgane manchmal täuschen, gerade im Alltag. Einfach, weil wir es gewohnt sind, alles, was wir wahrnehmen, sofort zu bewerten. Dabei sind unser Körper und unser Nerven-system ein geniales Instrument, mit dem wir alle Informati-onen, die in diesem Universum herumschwirren, empfangen und dekodieren können – wenn wir dabei neutral vorgehen. Nicht immer können wir Worte für die Erfahrungen finden, die wir beim Remote Viewing machen. Doch wir erleben die Welt um einiges reicher, als sie manchmal rein von außen betrach-tet ist. Und man erlebt Demut. Demut vor der eigenen Größe, Brillanz und Fähigkeit. David sagte immer, wir werden erleben, dass wir als Mensch allgegenwärtige, allmächtige Wesen sind, wie es schon in der Bibel steht.

Es ist eine Sache, einen solchen Satz zu hören oder zu lesen. Ihn zu erleben, mit jeder Zelle des Körpers, wie ich es einige Zeit später auf der Explorer-Konferenz von David Morehouse tat, ist etwas völlig anderes.

Die Explorer-Konferenz war eine Seminarwoche, bei der die Absolventen von Davids Remote Viewing Masterclass zusammenkamen, um philosophische Ziele zu bearbeiten. Bei einer Sitzung passierte mir etwas, für das ich bis heute keine Worte habe. Ich versuche aber, es für Sie in Worte zu fassen, um diesen Moment mit Ihnen teilen zu können:

Ich ERLEBTE, dass ICH (mein Körper, mein Geist, meine Seele und wahrscheinlich noch viel mehr), ALLES bin, was das Universum zu bieten hat, und dass ALLES ICH ist. Anders kann ich es nicht beschreiben, so gerne ich es will. In diesem Moment verstand ich endlich den Satz, den Satyam gesagt hatte: „Alles, was existiert, ist Bewusstsein." Ich erlebte ihn mit allen Zellen meines Körpers, mit meinem Geist und meiner Seele.

Und trotzdem ging mein Leben weiter wie bisher: Ich hatte Meinungsverschiedenheiten mit David, diskutierte mit Vertriebsmitarbeitern über Projekte, ging auf den Markt Gemüse kaufen und kochte abends für meinen Mann ... Das Leben ging weiter. Doch es hatte sich verändert. Ich hatte erlebt, was es heißt „ALLES ist ICH, ICH ist ALLES". Und ich wollte es wieder und wieder erleben.

Die Arbeit mit Remote Viewing ist für mich ein Geschenk. Denn hier erfahren wir, was Neutralität wirklich bedeutet: keine Interpretation, keine Rechthaberei („Ha, ich weiß, was das Ziel ist!" – meistens ist es dann nämlich etwas ganz anderes). Wir erleben hautnah, welche Informationen zeitlebens in unser Energiesystem eingespeist werden und wie die daraus entstehenden Schwingungsmuster sich in unseren Zellen, unserem Aussehen, unserer Körperstruktur und unserem Denken, Fühlen und Tun manifestieren.

An einem der eindrücklichsten Erlebnisse, die ich dazu in einem Remote Viewing Seminar hatte, will ich Sie ebenfalls teilhaben lassen, weil es so wichtig für das Verständnis von CQM ist:

Die Teilnehmer erhielten das Ziel „Offene Suche nach innen zum innersten Wesen". Auch sie erhielten nur einen achtstelligen Zahlencode, um keine weiteren Vorinformationen zu haben. Eine Stunde lang beschäftigten sie sich mit dem Datenfluss, den ihnen ihr Bewusstsein zu diesem Ziel lieferte.

Nach der Sitzung gab es eine Feedbackrunde. Einer der Teilnehmer, Peter, war bestens gelaunt und lachte: „Das war ja wie ein spirituelles Festival, auf dem alle großen Meister zusammengekommen sind!"

Renate aus der zweiten Reihe empörte sich: „Das war ja wohl das blödeste Ziel, was du dir aussuchen konntest! Eine Unverschämtheit!"

Alfred saß nur da, bewegungslos, wie hypnotisiert.

Alle, bis auf Alfred, lasen ihre Protokolle vor, bevor ich ihnen die Aufgabenstellung preisgab: Bei Peter hörte sich das Protokoll an wie die Zusammenfassung aller philosophischen Werke der letzten zweitausend Jahre. Man konnte sehen, wie beglückt er mit seiner Sitzung war. Bei Renate hörte sich das Protokoll dagegen an, als wäre sie auf einem Survivaltrip durch die Hölle gewesen. Es strotzte nur so vor Ärger, Wut und Grausamkeiten.

Ich legte die Aufgabenstellung offen: „Offene Suche nach innen zum innersten Wesen". Erstaunte Gesichter um mich herum. Peter fing sich als Erster wieder und lachte. Es war völlig klar, warum sich sein Protokoll las, als wären alle spirituellen Meister auf einem großen Festival zusammengekommen. Er beschäftigte sich seit rund 30 Jahren mit allen philosophischen Richtungen und Erkenntnistheorien. Seit 20 Jahren war er damals schon Trainer für Persönlichkeitsentwicklung. Das war es, was er auf der energetischen Ebene in seinem System vorgefunden hatte.

Renate hingegen war ein Mensch, der nie zufrieden war. Schon bei der Anmeldung hatte sie die Mitarbeiter beschimpft, was für ein schrecklicher Seminarort dies sei. Die Pausenverpflegung und das Mittagessen waren ihr nicht recht. Die Anfangszeiten fand sie nicht in Ordnung und auch nicht, dass ich zehn Minuten lang auf zwei Teilnehmer gewartet hatte, die sich verspätet hatten, während sie pünktlich gewesen war. Während der Sitzungen hatte sie die anderen Teilnehmer gestört, indem sie mehrfach den Raum verlassen und mit den Türen geklappert hatte. Es gab nichts, aber auch gar nichts, was sie an den vier Seminartagen mit einem einzigen positiven Wort betitelt hätte. Was sie in ihrem Inneren gefunden hatte, verkörperte sie in ihrem ganzen Auftritt und Verhalten.

Und dann Alfred. Er hatte nicht vorgelesen. Er knallte mir, als alle Teilnehmer den Raum verlassen hatten, dreiundzwanzig vollbeschriebene Seiten auf den Tisch und fauchte mich an: „Was soll das?"

Ich überflog die Seiten und begab mich „CQM-mäßig" auf die Suche nach den Ursachen für seine Worte und Bilder, die sich ausnahmslos um Krieg, Verrat, Erschießen, Korruption, Tod, Mord, Völkermord, Holocaust, die Kriegs- und Feldherren dieser Welt, Skizzen von Soldatenhelmen, Gewehren, Panzern und Blutlachen drehten.

„Schaust du oft fern", fragte ich ihn. Er bejahte.

Es stellte sich heraus, dass er fast jeden Abend nach der Arbeit nach Hause ging und automatisch den Fernseher einschaltete. Er hatte wenige Freunde und Bekannte und vertrieb sich mit Fernsehen die Zeit. Die Flimmerkiste lief beinahe täglich

144

von 18:00 bis 24:00 Uhr, vornehmlich die History Channels, seine Lieblingssender, die sich mit Kriegsthematiken aller Art beschäftigen.

Auch Alfred verkörperte in seinem Inneren auf der energetischen Ebene den Input, mit dem er Tag für Tag sein System befüllt hatte. Und er verkörperte es auch äußerlich: Seine Haltung war gebeugt, sein Gang sah aus, als gehörten die Gliedmaßen nicht zueinander, als wären sie aus unterschiedlichen Kollektionen zusammengefügt. Und sein Gesichtsausdruck war das, was ich als „verhuscht" bezeichnen würde: starrer Blick, ausdruckslose Augen, fahl. Alfred wirkte, als behinderten sich alle seine Anwenderprogramme gegenseitig und als wäre die Datenverarbeitung in seinem gesamten System nur unzureichend.

Peter dagegen war ein richtiger „Wonneproppen" mit wachen Augen, vollen Wangen, prallen Gliedmaßen. Man sah ihm schon von weitem an, dass es ihm gutging.

Und Renate? Renate wirkte kantig, eckig, zerbrechlich, fahl im Gesicht mit tiefliegenden Augen, die einen Eindruck von Trostlosigkeit und Frustration vermittelten. Ihre Bewegungen waren fahrig und ihr Gesicht zuckte ständig.

Hier zeigte sich für mich am lebenden Beispiel, dass alle Informationsmuster, mit denen wir uns täglich konfrontieren, unser Schwingungsmuster beeinflussen.

Bloß kein Seminar mehr!

Wenn man jahrelang von einem Seminar zum nächsten gereist ist, kommt irgendwann der Punkt, an dem Schluss ist. Der Kopf ist voll. Man mag nicht mehr. In einer solchen Phase war ich angelangt. Ich beschloss, kein Seminar mehr zu belegen.

Was glauben Sie, wie lange dieser Entschluss anhielt?

Ganze zwei Wochen.

Denn zwei Wochen später klingelte das Telefon und mein Freund Jeremy war am Apparat. „Gabriele, du musst unbedingt zu diesem Chinesen nach Chicago fliegen!"

„Vergiss es", sagte ich, denn ich war ja felsenfest entschlossen, kein Seminar mehr zu machen.

„Du musst ihn dir ansehen!". Jeremy bekniete mich und redete auf mich ein. Doch ich blieb hartnäckig. Jeremy allerdings auch: Als ich mir etwa vierzig Minuten lang angehört hatte, was der Chinese machte, dachte ich: „Wenn das wirklich alles stimmt, was Jeremy da erzählt, und ich bin nicht dabei ..." Ich legte auf und meldete Michael und mich zum Seminar von Kam Yuen an, das wenige Tage später stattfand.

Nach einer Stunde im Seminar merkte ich allerdings: „Das kennst du doch alles schon!" Nur, dass es mir früher so vermittelt wurde, als könne man es nur für sich selbst anwenden. Hier lernte ich, dass wir die gleichen Prinzipien auch dafür einsetzen können, um anderen Menschen zu helfen.

Die Erkenntnisse aus der chinesischen Shaolintradition sind in CQM eingeflossen wie die vielen anderen Erkenntnisse aus den fünfunddreißig Jahren meiner Suche. CQM ist sozusagen die Quintessenz, das Destillat aus den verschiedenen Techniken, die ich über all die Jahre gelernt habe.

Wie gut, dass mein Freund Jeremy so hartnäckig gewesen war! Und er sollte mich noch mit einem anderen wichtigen Menschen zusammenbringen.

Joel Bauer

An dieser Stelle will ich noch ein paar Worte zu Jeremy sagen. Jeremy war Doktor der Analytischen Chemie. Seine Frau hieß Kate und war lange im Marketing und als Pharmareferentin tätig. Sie war hellsichtig und hellfühlig, als ich sie kennen lernte.

Michael und ich trafen die beiden zum ersten Mal bei der Tesla Society in San Francisco auf einem Vortrag über Energiemedizin. Wir kamen ins Gespräch und so ergab es sich, dass die beiden alle 14 Tage zu uns nach Hause zum Abendessen kamen.

Jeremy war ein Genie. Er hatte herausgefunden, dass man aus jedem beliebigen Material, um nicht zu sagen: jedem „Dreck", ein anderes Material herstellen konnte. Man musste dazu, so seine Theorie, nur auf die Quantenebene der Atome gehen und das Energiepotenzial der einzelnen Elektronen kennen. Dann manipulierte man dieses Energiepotenzial – und schon konnte man jeden Stoff herstellen, den man wollte.

Die beiden wussten so viel. Wie die Welt tickt, wo die Geldströme fließen, wo welche Gelder verschoben werden … Jeremy und Kate sind Schlüsselfiguren, die in mein Leben „eingespielt" wurden, ähnlich wie Rolf, mit dem ich in Brasilien war. Verrückterweise waren auch sie, als ihre „Rolle" zu Ende war, plötzlich jemand ganz anderes. Aber vorher haben sie mich noch zu Joel Bauer geführt, und zwar, indem sie mir eine Eintrittskarte für die Macworld-Messe in die Hand drückten.

Ich besaß keinen Apple Computer und hatte auch kein Interesse daran, einen zu kaufen. Auch im Büro arbeiteten wir nicht mit dem Apple System. Aber Kate sagte zu mir: „Ich hab dich schon angemeldet, fahr nach San Francisco."

„Na ja, es wird schon für irgendwas gut sein", dachte ich.

Als der Tag gekommen war, regnete es so heftig auf der Fahrt, dass ich fast wieder umgedreht wäre, weil ich nichts mehr sah. Ich fuhr trotzdem ganz langsam weiter, denn ich hatte mich ja schließlich ausgefein gemacht, da konnte ich mir genauso gut einen schönen Tag in der Stadt machen.

Irgendetwas zog mich aber dann doch auf die Macworld. Ich lief zunächst ein bisschen herum, kaufte hier was und dort was … Und steuerte nach einer Weile auf einen langen Gang zu, der unter einer sechsspurigen Straße hindurch in die Südhalle führte. Und da war es wieder: Dieses Gefühl im Körper, wie früher, wenn Olaf in der Nähe war. Ein Gefühl, das ich auch inzwischen beim Remote Viewing empfand, wenn ich einer wichtigen Information auf der Spur war.

Als ich in der Südhalle ankam, wusste ich, warum ich hierher gefahren war: Vor mir, auf einer Bühne an einem Messestand, stand ein Mann, den ich nicht kannte, dessen Name mir auch nicht bekannt war, sondern von dem ich nur wusste, dass ich genau ihn finden sollte! Und zwar für Michael. Michael hatte nach der letzten Messe, auf der wir mit unserer Softwarefirma standen, zu mir gesagt: „Such mir diesen Mann. Den will ich nächstes Jahr auf der Messe haben." Dieser Mann war Joel Bauer, Präsentator und Rhetoriker. Ein Meister seines Faches.

Ich erinnerte mich daran, dass die Leute, die seine Präsentation gesehen hatten und an unserem Messestand vorbeiliefen, alle aussahen wie hypnotisiert. Und ich fragte sie: „Woher kommt ihr? Wo geht ihr hin? Was macht der Mann da?" Und alle haben nur gesagt: „I don't know … Ich weiß nicht …" Da war mir klar: Dieser Mann weiß, wie Menschen ticken.

Ich hatte ihn also gefunden. Am nächsten Morgen um sieben Uhr saß ich schon am Rechner, um die Verträge mit ihm auszuarbeiten.

Ich erlebte ihn mehrfach mehrere Tage lang auf der Messe. Eine gute Schule für mich! Joel hat mich gelehrt, vor Publikum zu stehen ... egal, was passiert.

Und hier schließt sich der Kreis. Denn in Joels Haus, an Weihnachten 2002, lernte ich Alva-Jane kennen.

„Pretty soon you are going to have a healing business", war einer der ersten Sätze, die Alva-Jane zu mir sagte.

„Wie bitte?", fragte ich.

Sie sagte wieder: „Pretty soon, both of you, you and Michael, are going to have a healing business."

Ich verneinte vehement: „Wir haben ein Software Geschäft. Kein Healing Business." Aber Alva-Jane bestand darauf: „Doch, doch! Pretty soon you are going to do healing work!"

Und sie brachte mir mitten auf der Weihnachtsfeier bei Joel bei, wie das ist mit den Energieflüssen in unserem Körper und was passiert, wenn man mit klarer Absicht arbeitet. Sie nahm z.B. meinen großen Zeh in ihre Hände und blies hinein. Und ich sagte: „Oh, there's a blockage in my head. Da ist eine Blockade in meinem Kopf." Und sie sagte: „No problem. Kein Problem." und blies auch noch in meinen anderen großen Zeh hinein. Da wurde mir schlecht!! So muss es sich anfühlen, wenn man seekrank ist.

Ich kam an dem Tag für anderthalb Stunden nicht mehr aus dem Klo heraus, weil ich dachte: „Wenn ich mich bewege, dreht sich alles nach außen." Nach anderthalb Stunden war der ganze Spuk vorbei – und ich war ein neuer Mensch. Aber vom Gedanken, Seminare zu halten, war ich immer noch meilenweit entfernt.

Wie kommt das Chinesisch in CQM:
Ein Seminar wird geboren

Im August 2002 klingelte das Telefon in meinem Büro in San José und eine Frauenstimme sagte: „Hallo, ich bin Karin. Unsere gemeinsame Freundin Kornelia hat mir deine Telefonnummer gegeben und ich hätte dich morgen Nachmittag gerne getroffen. Geht das?"

Zehn Jahre lang hatte Kornelia versucht, Karin und mich zusammenzubringen. Diesmal war es ihr gelungen. Aus dem Nachmittagstreffen wurde ein „Durch-die-Nacht-reden" bis zur Morgendämmerung. Unsere Gesprächsthemen fesselten uns vor das Kaminfeuer in der Lobby von Karins Hotel.

Anfang des Jahres 2003 flog ich nach Deutschland, um meine Mutter an ihrem 70. Geburtstag zu überraschen. Anschließend besuchte ich Karin, die einen Sonntagsbrunch für Kornelia gab, zu dem sich etwa dreißig Leute zusammengefunden hatten.

„Das ist meine Freundin aus Kalifornien, von der ich euch all die interessanten Dinge erzählt habe. Sie ist gerade zu Besuch und ich dachte mir, ihr solltet sie kennen lernen." So stellte mich Karin den Sonntagsbrunchern vor.

Minuten später saßen 25 der 30 Menschen um mich herum und wollten von meinen Erfahrungen und Erkenntnissen der letzten Jahre hören.

Plötzlich sagte jemand aus der Runde: „Kannst du darüber nicht ein Seminar halten?"

„Oh ja, das wäre toll, meine Frau würde da bestimmt auch hinkommen!", meinte ein anderer.

„Ich auch!", rief ein Dritter aus der hintersten Reihe.

„Dafür habe ich keine Zeit", war meine erste Reaktion. Ich dachte an meinen Schreibtisch in Kalifornien, der nicht gerade leer war. Nach Deutschland zu fliegen, um ein Seminar zu halten, war nicht in meinem Terminplan vorgesehen. Wie sollte ich das außerdem meinem Mann und meinen Mitarbeitern beibringen, wenn ich, statt Software in die Halbleiterindustrie zu verkaufen und Trainings zu koordinieren, plötzlich ein Seminar über Bewusstsein halten würde?

Am Ende des Sonntagsbrunchs stand fest: Gabriele kommt im Frühjahr nach Deutschland, um für Karins und Kornelias Freunde ein Seminar zu halten über das Bewusstsein, die Macht der Gedanken, das Aufspüren und Neutralisieren von energetischen Turbulenzen im menschlichen Energiefeld und die Nutzung unseres Potenzials, mit dem wir dieses Leben angetreten haben.

Michael staunte nicht schlecht, als er mich drei Tage später in San Francisco am Flughafen abholte und ich ihm von diesem Plan erzählte. Ich hatte mir im Flugzeug genau zurechtgelegt, wie ich ihm die ganze Angelegenheit verkaufen könnte, aber er war bereits bei den ersten Sätzen total begeistert und sagte: „Mach!!"

Zwei Wochen später kam eine E-Mail von Kornelia: „Gabriele, bitte schick mir ein Informationsblatt über unser geplantes Seminar. Ich möchte noch ein paar Leute einladen und brauche irgendetwas Schriftliches." Das war im Februar 2003.

Und so saß ich an jenem Morgen in meinem Büro und dachte darüber nach, was ich in dieses Infoblatt schreiben sollte. Ein Infoblatt über ein Seminar, von dem ich selbst noch nicht wusste, wie ich es gestalten würde. Wie sollte ich meine ganzen Erkenntnisse der letzten Jahre vermitteln, ohne dass die

Teilnehmer gleich davon rennen oder mich für verrückt erklären würden? Das einzige, worüber ich mir völlig klar war, war: Dass das Seminar eine einmalige Sache sein würde. Es musste also alles drin sein, was ich wusste.

Ich rollte das Flipchart aus unserem Besprechungsraum in mein Büro und notierte auf großen Blättern, was ich den Menschen aus meinen vielen Recherchen über das Bewusstsein und die Idee vom Leben vermitteln wollte. Als ich alles notiert hatte, stand ich vor der nächsten Herausforderung: Wie machte man daraus einen aussagekräftigen Text, der Karins und Kornelias Freunde motivierte, zu diesem Seminar zu kommen?

Schon auf der Suche nach der Überschrift purzelten mir Hunderte von Aspekten durch den Kopf. Da gab es die SILVA MIND Gruppe, mit deren Mitgliedern ich zahlreichen Menschen zu einem gesünderen und glücklicheren Leben verholfen hatte. Da war die Quantenphysik und die Rolle des Bewusstseins des Beobachters. Da war die Telepathie-Übung, die das Leben so vieler Menschen auf den Kopf gestellt hatte. Da waren all die Spekulationen über die Stringtheorie, die ich mit meinen Remote-Viewing-Freunden angestellt hatte. Dazu die vielen Seminare und Trainings zu erweiterten und veränderten Bewusstseinszuständen … Ich hatte Löffel gebogen und war über glühende Kohlen gelaufen, hatte die Kahunas studiert und die Alten des Fernen Ostens, hatte Gregg Braden in Oakland kennen gelernt und Nassim Harramein in Redwood City. Ich hatte mich bei Meir Schneider im Seminar in Mountain View rumgedrückt, der fast blind geboren wurde und heute eine California Driver's License sein eigen nennt. Ich hatte in Sunnyvale mit Cleve Backster über die Anfänge seiner „zufälligen" Erforschung des menschlichen Bewusstseins diskutiert und über die Entdeckung der

Verbundenheit von allen Seienden, wurde eingeladen vom Berkeley Psychic Institute, um über Remote Viewing zu sprechen, und saß mit Russel Targ, dem ursprünglichen Mitentwickler von Remote Viewing, beim Grillen auf der Terrasse ...

Wie sollte ich alles, was dahinter stand, in *einer* Überschrift unterbringen?

Zum ersten Mal wurde mir klar, was im Laufe meines Lebens Einzug in meine Welt gefunden hatte. Alles Dinge, von denen ich als Jugendliche nicht mal gewusst hatte, dass sie existierten! Ich war überwältigt. Aber wie brachte man das alles unter einen Hut?

Der Chinese hatte mich sehr fasziniert. Doch richtig verstanden und verinnerlicht, was sich hinter seiner Arbeit verbarg, hatte ich erst durch die Beschäftigung mit der Quantenphysik und der Rolle des Beobachters in einem Experiment. Und wenn ich es mir recht überlegte, war das, was ich in diesem besagten ersten Seminar vermitteln wollte, angewandte Quantenphysik.

Und plötzlich war er da, der Geistesblitz: „Chinesische Quantum Methode", stand vor mir auf dem Papier. „Alte Chinesische Weisheit verbunden mit den Erkenntnissen der modernen Quantenphysik."

Der Name war geboren.

Schnell schrieb ich das Informationsblatt zusammen. Ich hatte nur noch zwanzig Minuten Zeit bis zu meinem nächsten Termin. Michael überflog das Blatt zwischen zwei Telefonaten und meinte: „Hört sich gut an."

Zehn Minuten später war der Flyer schon in Kornelias E-Mail-Posteingang und ich konnte mich wieder meinem Tagesgeschäft widmen. Es mussten noch ein paar dringende Angebote an Kunden raus.

Am darauffolgenden Wochenende zerlegte ich die vielen großen Flipchartblätter und stellte das Programm für das erste – einmalige – Seminar mit dem Titel „Die Chinesische Quantum Methode" zusammen.

Kurz nach diesem Seminar riefen mich Karin und Kornelia an. „Kannst du uns einen neuen Termin für CQM geben?", fragten sie.

„CQM, was ist das?", fragte ich zurück.

„Na, die Chinesische Quantum Methode. Wir haben das jetzt abgekürzt", sagten sie. „CQM heißt Chinesische Quantum Methode."

Ein weiterer „Zufall", der es überhaupt erst ermöglicht hat, dass CQM ins Leben gerufen wurde und sich in dem Maße verbreitet hat, war, dass meine Schwester Christina in dieser Zeit gerade ein Kind zur Welt gebracht hatte und in Elternzeit war. Sie hat kurzerhand alle ihr zur Verfügung stehende Zeit genutzt und die Organisation der Seminare gestartet. Ohne ihren tatkräftigen, unermüdlichen Einsatz wären CQM und HyperVoyager nicht zu dem geworden, was sie heute sind.

Warum gibt es CQM Seminare und kein multimediales Lernprogramm?

Es gab Menschen in der Vergangenheit, die die Behauptung aufgestellt haben, dass ich kein Buch zu CQM schreiben würde, weil ich Seminare halten wollte. Weit gefehlt.

Ich habe fast zehn Jahre meines Berufslebens damit verbracht, Multimedia-Lernprogramme zu erstellen. Dabei habe ich alle Positionen in Projektteams durchlaufen, die man durchlaufen kann: Ich habe die Programme entwickelt, ich habe sie programmiert, ich habe bei den Film- und Fotoproduktionen Regie geführt, neue Projektmitglieder ausgebildet, Vertriebsteams geschult, die Projektleitung von mehrsprachigen Lernprogrammen übernommen, Kalkulationen erstellt ... Multimedia war Mitte der 1980er bis 1990er Jahre mein Leben und ich gehörte zu den Pionieren in dieser Szene.

Ich habe Programme für die Bankenbranche, Automobilbranche, für Kaufleute und Verkäufer, für Mediziner, Versicherungsmitarbeiter und viele weitere Berufsgruppen erstellt. Ich habe gelernt, wie Menschen Informationen verarbeiten und was sie dazu veranlasst, sich in Bewegung zu setzen und etwas zu tun. Und ich kenne die Grenzen von Multimedia-Programmen.

In meiner Kindheit bin ich viel geritten. Es gab Zeiten, in denen ich an jedem Tag in der Woche im Sattel saß, manchmal auf zwei bis drei Pferden täglich. Ich ritt Dressur oder bei Hindernisspringen und brachte unzählige goldene Schleifen von Turnieren mit nach Hause. Meinen Sie, das hätte geschehen können, wenn ich das Reiten aus einem Buch oder mit einem Multimedia-Programm gelernt hätte? Wenn jemand gesagt hätte: „Lies dieses Buch, dann überwindest du den nächsten

Parcours fehlerfrei?" Hätten Sie Lesen, Schreiben oder Radfahren gelernt, wenn jemand zu Ihnen gesagt hätte, Sie sollten ein Buch darüber lesen?

Wie ich schon in Kapitel 2 gesagt habe, ist die Arbeit mit CQM, das Aufspüren energetischer Schwächen und das Lesen des Energiefeldes, eine Fähigkeit, die Sie nur durch das tägliche Tun lernen. Nur durch das Anwenden der energetischen Korrekturen tut sich etwas in Ihrem Leben. Das Wissen allein reicht nicht.

Nur durch das Tun verfeinert sich Ihre Wahrnehmung immer weiter. Und es werden Ihnen Sachverhalte klar, die Ihnen zuvor nicht bewusst waren. Dadurch gehen Sie von Tag zu Tag vertrauter und spielerischer mit der Methode um und die Lösung großer Herausforderungen kommt Ihnen plötzlich viel einfacher vor als früher. Ihr ganzes Leben vereinfacht sich um ein Vielfaches, das kann ich Ihnen versprechen.

Und am einfachsten lernen Sie CQM, wenn Sie innerhalb einer Gruppe in die Welt der energetischen Korrekturen eintauchen, sofort praktische Fälle bearbeiten an einem menschlichen Gegenüber mit seinem ganz individuellen Energiefeld und wenn Sie sofortige Unterstützung und Tipps bekommen von Menschen, die schon länger dabei sind.

Meiner Meinung nach ist ein Seminar die effektivste Art, sich neue Fertigkeiten anzueignen und darin vom Novizen zur Meisterschaft zu gelangen. Ich habe die Seminare so konzipiert, dass Sie das Wissen, das ich nach *zwei Jahren* intensiven Trainings mit CQM hatte, schon nach *zwei Tagen* haben. Dieses Wissen müssen Sie im Anschluss an das Seminar durch Ihr tägliches Tun ergänzen, um Ihre Wahrnehmung zu trainieren und die energetischen Schwächen immer schneller zu finden. Dann können auch Sie eines Tages mit CQM Erfahrungen machen, die an ein Wunder grenzen, weil sie so schnell wirken.

Es gibt viele Menschen, die zu Hause in ihrem Bücherregal ganze Reihen von Selbsthilfebüchern stehen haben. Wenn ich sie frage, ob ihnen eines davon genützt habe, verneinen die meisten. Das liegt nicht daran, dass diese Bücher nicht gut sind. Es liegt einzig und allein daran, dass wir die in den Büchern vermittelten Prinzipien nicht nur *kennen*, sondern auch *anwenden* müssen.

Dieses Buch habe ich daher nicht geschrieben, um Ihnen CQM *beizubringen*, sondern ich habe es aus anderen Gründen geschrieben: Weil ich es sehr oft erlebt habe, dass die meisten Menschen, die CQM gelernt haben, sich schwer damit taten, darüber zu sprechen, Worte zu finden für das, was dabei passiert. Sollten Sie zu diesen Menschen gehören, dann habe ich die Hintergründe und die Wirkungsweise von CQM für Sie in eine Form gebracht, auf die Sie in Ihrer täglichen Anwendung der Methode immer wieder zurückgreifen können und Dinge und Formulierungen nachlesen können, auf die Sie sich verlassen können.

Und ich habe dieses Buch geschrieben für Sie, die Sie vorher noch nie mit CQM in Berührung gekommen sind, um Ihnen einen Weg zu zeigen, auf dem Sie zum Schöpfer Ihres eigenen Lebens werden. Einem Leben, das Sie sich immer gewünscht haben und das Ihnen zusteht. Einem Leben, das leicht ist. Denn das Leben ist leicht. Ich hoffe, ich kann Ihnen mit diesem Buch eine Ahnung davon geben.

Ausblick:
Scheibe oder Kugel: Herausforderungen und Visionen einer neuen Zeit

„Es klingt alles so einfach. Ist das nicht zu schön, um wahr zu sein?"

„Kann wirklich eine einzige Methode bei allem helfen: im Beruf, im Privatleben, bei meinen Finanzen, meinem Wohlbefinden, dem Immunsystem und der Konzentrationsfähigkeit meiner Kinder, dem Parasitenbefall meiner Haustiere, dem besseren Wachstum meiner Pflanzen, meinem neuen Autokauf und der Reparatur meiner Waschmaschine und vielem mehr?"

„Und reicht wirklich dieser eine Gedanke „korrigiere!"?"

Ja, es ist einfach. Und genau darum protestieren viele Menschen erst einmal, wenn sie von dieser Methode hören.

Albert Einstein sagte: „Alle genialen Dinge sind einfach." Warum sollen wir uns das Leben also komplizierter machen, als es ist? Reicht der Wettbewerb nicht schon um die ersten Plätze auf dem Siegertreppchen für „Wer hat es am schwersten?", „Wer arbeitet am längsten?" und „Wer stirbt am schnellsten?".

Ja, CQM kann in allen Bereichen helfen. Weil auf dem Grund der Gründe alles auf Energie und ihren verschiedenen Schwingungsmustern basiert.

Und, ja, es reicht dieser eine Gedanke. Wir brauchen uns keine teuren Apparate zu kaufen oder lebenslänglich Pillen zu schlucken, um uns jederzeit und an jedem Ort wohlzufühlen. CQM ist wie eine Art Notfallapotheke, die wir immer zu Hause oder im Auto haben und jederzeit mit in den Urlaub nehmen können, ohne Übergepäck zahlen zu müssen.

„Und warum hört man dann in den Nachrichten und Medien nichts davon, wenn die Methode so gut wirkt?". Das ist eine gute Frage, auf die ich gerne die Gegenfrage stelle:

„Was wäre denn, wenn es uns allen gut ginge? Wenn wir alle gesund und glücklich wären? Alle wohlhabend und mit unseren Traumjobs ausgestattet? Wohin würden wir dann noch unser Geld bringen und wer bekäme es? Und, viel interessanter: Wer bekäme es nicht mehr?"

Hand aufs Herz: Wie denken Sie über das, was Sie in diesem Buch erfahren haben?

Geht es Ihnen so wie den Menschen, denen plötzlich gesagt wurde, dass die Erde keine Scheibe ist, sondern eine Kugel?

Wenn ja, könnte ich das sehr gut verstehen! Jede neue Idee, jede neue Erfindung und auch jede Erkenntnis, sei sie wissenschaftlicher oder spiritueller Natur, braucht eine gewisse Zeit, bis sie die Phase des „Das gibt's doch nicht, das kann nicht sein!", erfolgreich überwindet.

Das kommt daher, dass wir uns alle in einem Netz aus Vorstellungen bewegen, aus dem wir uns nicht immer so einfach freistrampeln können. Die Maschen dieses Netzes bestehen aus unseren eigenen Vorstellungen und den Vorstellungen anderer Menschen. Dabei spielt es keine Rolle, ob diese anderen Menschen noch leben oder ob sie schon seit Jahrhunderten oder noch länger tot sind. Und es ist auch ganz egal, ob wir selbst mitten im Leben stehen oder ob wir uns auf eine einsame Insel zurückgezogen haben und unser einziger Kontakt eine Schildkröte ist, die jeden Morgen an unserer Hütte vorbeiwandert.

Auch auf einer einsamen Insel können wir uns diesem Netz aus Vorstellungen, Erwartungen und Ängsten der anderen nicht entziehen. Denn wir haben zumindest ein paar Jahre unseres Lebens mit anderen Menschen verbracht (bis wir lernten, uns ein Flugticket zu kaufen und eine Hütte zu bauen) und sind somit, rein schwingungsmäßig, schon darin gefangen. Es passiert, ob wir das wollen oder nicht.

In diesem Kapitel möchte ich Ihnen daher vier Aspekte vorstellen, die bestimmen, wie wir über unsere Welt denken, und ob wir sie für eine Scheibe halten, für eine Kugel oder für einen Briefkasten.

Die größte Grenze liegt in uns selbst: Unsere eigenen Vorstellungen, Erwartungen und Ängste

Ich möchte Sie hier noch einmal zu einer kleinen Übung einladen. Sie ist kurz, aber hocheffektiv und heißt:

„Was würden Sie tun, wenn Sie zu 100% sicher sein könnten, dass es Ihnen gelingt?" (Übung)

Holen Sie sich dazu Stift und Papier und setzen Sie sich an einen Ort, an dem Sie ein paar Minuten lang ungestört sind.

Stellen Sie sich jetzt vor, Sie wären der König oder die Königin von Utopia und alles, was Sie gerne tun und besitzen würden, würde Ihnen zu 100% erfüllt und prompt ausgeführt. Sie müssten niemandem Rechenschaft ablegen über Ihr Tun, niemand würde lachen oder Sie kritisieren, nicht einmal Sie selbst. Alle würden höchstens Beifall klatschen ob Ihrer tollen Wünsche, Vorstellungen, Ziele und Träume.

Beziehen Sie in Ihre Überlegungen alle Aspekte Ihres Lebens ein: den beruflichen, privaten, gesellschaftlichen, sportlichen, intimen ... All das, was es in Ihrem Leben gibt oder noch nicht gibt.

Stellen Sie sich vor, Sie entscheiden – und alles andere passiert, genau so, wie Sie es entschieden haben. Toben Sie sich richtig aus: Würden Sie um die Welt reisen, wenn Sie zu 100% sicher sein könnten, dass Sie beschützt und finanziert wären, dass es Ihren Job noch gibt und Ihr Partner oder Ihre Kinder Sie noch lieben, wenn Sie erst ein oder zwei Jahre später wieder nach Hause kämen? Würden Sie das Haus bauen, das bisher nur in Ihren Träumen existiert? Würden Sie den Mann oder die Frau ansprechen, zu dem/der es Sie schon lange hinzieht, wenn Sie wüssten, Ihre Gefühle würden zu 100% erwidert? Oder würden Sie das Fahrrad beim Händler um die Ecke kaufen, um damit die Sahara zu durchqueren? Einen großen Garten anlegen mit den schönsten Bäumen der Erde? Oder lieber Reiten und Drachenfliegen lernen? Würden Sie vielleicht an einer Himalaya-Expedition teilnehmen oder Ihre eigene Bäckerei eröffnen? Oder lieber einen Sexshop, in dem Sie Paare dabei beraten, wie sie den besten Sex ihres Lebens haben können? Würden Sie als Domina oder als Callboy arbeiten? Oder lieber zwei Kinder adoptieren und ein Ehrenamt in Ihrer örtlichen Bibliothek antreten?

Seien Sie kreativ. Und vor allem: Seien Sie großzügig und verschwenderisch: Was würden Sie tun, wenn Sie zu 100% sicher sein könnten, dass es gelingt?

Es gibt nur eine Bedingung: Bei allem, was Sie tun oder haben wollen, darf niemand anderer zu Schaden kommen.

... Los geht's!

Und, wie ist es Ihnen dabei ergangen? Wie fühlten Sie sich? Haben Sie sich dabei ertappt, wie Sie trotz der Voraussetzung, dass Ihnen alles gelingen würde, jemanden im Hinterkopf sitzen hatten, der permanent sagte: „Hey, das geht doch nicht! Das kannst du nicht machen!"? Oder waren Sie besonders kreativ darin, alle möglichen Ausreden dafür zu finden, warum etwas Bestimmtes nicht klappen sollte?

Wenn ja, willkommen im Club! Denn genauso läuft der Alltag der meisten Menschen ab: Nicht das, was *wirklich* ist, beeinflusst unser Denken, Fühlen und Handeln, sondern unsere permanente *Vorstellung* davon, wie die Welt funktioniert. Nicht zu vergessen die vielen Ängste, die da heißen „nicht mehr geliebt, anerkannt oder respektiert zu werden" oder „nicht mehr dazuzugehören, wenn ich tue, was ich will".

Das geschieht nicht immer bewusst, sondern sehr oft unbewusst. Haben Sie sich schon einmal für ein neues Auto interessiert? Und ging es Ihnen dabei auch so, dass Sie, als Sie wussten, welches Auto Ihnen am besten gefallen würde, plötzlich an jeder Straßenecke genau dieses Auto gesehen haben? War es nicht so, dass auf einmal die halbe Welt dieses Auto fuhr?

Ich sage Ihnen was: Diese Autos waren mit Sicherheit vorher auch schon auf den Straßen unterwegs, doch wir haben sie nicht bemerkt. Weil unsere Aufmerksamkeit nicht darauf gerichtet war. In dem Moment, als wir unsere Aufmerksamkeit auf sie richteten, blendeten wir unbewusst andere Wahrnehmungskanäle aus, die im normalen Alltag auch die anderen Autos wahrnehmen.

Oder haben Sie schon einmal ein ganz bestimmtes Paar neue Schuhe gesucht? Schuhe einer ganz bestimmten Farbe oder Form, aus ganz bestimmtem Leder oder mit genau einem halben Zentimeter Riemchenbreite? Haben Sie Ihren Fokus so auf diese Schuhe gerichtet, dass Sie dabei ein paar andere, die viel besser zu Ihnen passten, fast übersehen hätten? Auch hierbei haben Sie unbewusst Ihre Wahrnehmung und damit sich selbst um ein Haar um etwas sehr Schönes betrogen.

Die Vorstellung in unserem Kopf bestimmt unsere Realität. Gedanken werden Wirklichkeit. Und nicht nur unsere eigenen, sondern auch die von anderen, wie wir gleich sehen werden.

Die Vorstellungen, Erwartungen und Ängste anderer

Unsere Vorstellung davon, wie die Welt funktioniert, wird auch geprägt von den übernommenen Vorstellungen anderer, d.h. deren *gedanklichen Projektionen* in unser eigenes Energiesystem.

In Kapitel 2 sagte ich ja bereits, dass wir, wenn wir auf die Welt kommen, zunächst einmal nur wahrnehmen, beobachten und nachahmen können, was die anderen um uns herum tun. Und da den meisten Menschen nicht bewusst ist, dass sie ihre Idee davon, wie die Welt funktioniert, von anderen übernommen haben, kommen sie nicht auf die Idee, dass die Welt auch anders funktionieren könnte.

Vor einiger Zeit traf ich Bernd. Bernd meinte, es sei spannend, wie sehr ihn übernommene Muster aus der Vergangenheit immer wieder bei seiner Arbeit beeinflussten. Er hatte beruflich viel mit Handwerkern auf Baustellen zu tun. Regelmäßig, wenn die Dinge nicht so liefen, wie er sich das vorgestellt hatte, kam er in Stress, sein Blutdruck stieg, sein Atem stockte, sein Magen krampfte sich zusammen und er schimpfte mit sich und den Handwerkern.

Eines Tages, als er sich wieder einmal in einer solchen Situation befand, wurde ihm bewusst, dass sein Vater früher ganz genauso reagiert hatte, wenn etwas nicht nach seinen Vorstellungen lief. Plötzlich war ihm klar, dass die Angelegenheit auch mit zwei normal gesprochenen Sätzen erledigt hätte werden können und aus einer Mücke kein Elefant gemacht werden musste, nur weil sein Vater es früher oft so praktiziert hatte. Der Automatismus, den Bernd übernommen hatte, wirkte bis zu dem Moment, in dem er sich dessen bewusst wurde.

Und nicht nur das Verhalten anderer Menschen, das sie uns vorgelebt haben oder immer noch vorleben, prägt uns. Manchmal begrenzen wir uns selbst dadurch, dass wir *denken*, die anderen würden sich auf eine bestimmte Weise verhalten oder auf eine bestimmte Weise auf uns reagieren. Mit der Furcht davor, „was die anderen sagen oder denken", habe ich mir in den ersten zwei Jahren in Kalifornien das Leben schwer gemacht.

„Wenn die ganze Sache nicht klappt und ich nach einem halben Jahr zurück komme, denken die anderen bestimmt, ich bin ein Looser, ein Versager." Dieser Satz versetzte mich jedes Mal in Stress, wenn in der Firma etwas nicht auf Anhieb klappte. Bis ich eines Tages während eines Deutschlandbesuches mit einem Bekannten darüber sprach. Als ich ihm von meinen Ängsten erzählte, brach er in schallendes Gelächter aus. „Wie kommst du denn darauf?", meinte er. „Alle haben dich bewundert für deinen Mut und deinen Abenteuergeist, so einfach mir nichts, dir nichts nach Kalifornien zu gehen! Und selbst wenn du nach einem Jahr zurückgekommen wärst, hätte sich daran nichts geändert!"

Mein Tipp an Sie: Wenn Sie das nächste Mal bemerken, dass Sie körperlich, emotional oder mental in Stress geraten, dann achten Sie darauf, wem Sie gefallen wollen außer sich selbst. Und *warum* Sie demjenigen gefallen wollen. Und dann lösen Sie diese energetischen Eindrücke in Ihrem Energiesystem am besten ganz schnell auf.

Die Idee, dass wir nicht entscheiden können

Erinnern Sie sich an Harald und das Karma? Seine Entdeckung, dass die Sache mit dem Karma auch nur eine Idee sein könnte, veränderte sein ganzes Leben. Es gibt viele solcher „Ideen", die sich irgendjemand irgendwann ausgedacht hat (meistens wissen wir nicht mal mehr, wer das war), die aber in uns wirken wie die Wühlmäuse in einem frischgesäten Rasenbeet. Eine davon ist die Idee, dass wir nicht entscheiden können.

Ich erinnere mich noch gut an eine Seminarteilnehmerin, die felsenfest und unnachgiebig der Meinung war, das Leben mache keinen Sinn, sei ungerecht und sie sähe keinen Wert darin, sich selbst zu respektieren und als liebenden Menschen zu betrachten. Diese Gedankenmuster hatten sich inzwischen auch schon in ihrem Äußeren manifestiert: Ihr ganzer Körper war in den Muskelpartien extrem verspannt, was bewirkte, dass sie leicht „verschoben" aussah.

Als wir die energetischen Turbulenzen auf ihrer Körperebene korrigiert hatten, entspannte sie sich merklich und erzählte mir ein Erlebnis aus ihrer Kindheit: Vor ihrem Kindergarten war einmal ein anderes Kind aus ihrer Nachbarschaft überfahren worden. Sie selbst hatte es mit eigenen Augen gesehen und der ganze Ort sprach monatelang über nichts anderes. Sobald sie irgendwo auftauchte, nahm sie sofort jemand in den Arm und weinte. Sie war darüber sehr verwirrt und dachte immer, die Menschen hätten Mitleid mit ihr, weil irgendetwas mit ihr nicht stimmte. Ab einem bestimmten Zeitpunkt hat sie sich nicht mehr vor die Tür getraut, weil alle nur weinten, wenn sie sie sahen. Ihre Interpretation war: „Die anderen weinen, weil ich so klein und nutzlos bin. Besser, sie sehen mich nicht, dann weinen sie auch nicht."

Sie brach in Tränen aus, als ich zu ihr sagte: „Du kannst dich jetzt entscheiden, ob du dich weiterhin nutzlos und wertlos fühlen willst, oder ob du deine eigene Größe und Brillanz anerkennen und würdigen willst. Du kannst dich aber auch dazu entscheiden, es nicht zu tun. Es liegt allein in deiner Hand." Ich korrigierte auch hier die als sofortige Reaktion aufkommenden Emotionen und Gedanken, die sie sichtlich schwächten.

Nach einer Weile sah sie mich verwundert an und sagte, sie sei noch nie auf die Idee gekommen, dass sie wählen könne, wie sie ihr Leben betrachte und über sich selbst denke.

Jetzt war ich es, die ein erstauntes Gesicht machte. Ich dachte immer, das wäre Allgemeinwissen!

Zu meiner Zeit gab es viele der Bücher noch nicht, die heute auf dem Markt sind, und das Internet kam erst in den 1990er Jahren in die privaten Haushalte. Heute gibt es ganz andere Möglichkeiten, an alle Informationen aus der weiten Welt heranzukommen. Und trotzdem kommt es mir manchmal so vor, als würde die Mehrzahl der Menschen immer noch glauben, die Welt sei eine Scheibe! Sie nehmen die Aussagen und Gedanken anderer als gegeben hin und kommen gar nicht auf die Idee, sich eigene Gedanken zu einer Sache zu machen oder eine Situation aus einer anderen Perspektive zu betrachten.

Erkennen Sie sich in manchen Punkten wieder?

Machen Sie den Test und achten Sie in Zukunft einfach mal darauf, was Sie alles als gegeben hinnehmen, ohne zu überprüfen, ob es für Sie stimmt und ob es zu Ihnen und dem Leben passt, das Sie führen wollen.

Die Macht kollektiver Schwingungsmuster

Was passiert, wenn wir uns total anders verhalten als unsere Umgebung?

Wenn wir z.B. im Winter in Badehose zur Arbeit gehen – oder ohne Hose? Wenn wir unser Haus in Pink anstreichen und eine goldene Sonne darauf malen und unser Auto mit bunten Luftballons schmücken? Wenn wir uns selbstgebastelte sauriergroße Pappmaché-Figuren in den Vorgarten stellen und ihnen Kuhglocken umhängen?

Was passiert, wenn wir darüber lachen, dass unser Partner fremdgeht? Oder wenn wir nur mit einem Negligé bekleidet in die Kneipe gehen, mit nichts drunter? Wenn wir auf einer Beerdigung plötzlich aus vollem Halse lachen oder dem Pfarrer eine Liebeserklärung machen?

Wenn wir Glück haben, werden wir von unseren Nachbarn und Kollegen lediglich als Spinner bezeichnet. Wenn wir weniger Glück haben, werden diese Menschen alles tun, damit wir unseren Job verlieren und in die Klapsmühle eingeliefert werden.

Auch kleinere Konventionsbrüche, wie die „falsche" Kleidung beim Vorstellungsgespräch oder das Servieren einer Dose aufgewärmter Ravioli beim Abendessen mit dem Chef, werden zumindest mit einem Stirnrunzeln und heimlichem Tuscheln geahndet.

Die Regeln, wie die Welt funktioniert, und wie wir uns in ihr zu bewegen haben, sind nirgendwo niedergeschrieben. Doch ihre energetischen Schwingungsmuster sind massiv und prägen uns bis in die letzte Zelle. Diese energetischen Schwingungsmuster halten uns in einem Korsett der Möglichkeiten gefangen, egal, ob es sich dabei um religiöse Ideen handelt, wissenschaftliche, politische, gesellschaftliche oder wirtschaftliche.

Auch Berufsgruppen haben ihre kollektiven Schwingungsmuster („Hungerkünstler") und sogar ganze Völker: „Die Deutschen, Italiener, Polen, Afrikaner sind …". Ergänzen Sie die Sätze selbst. Es wird Ihnen mit Sicherheit etwas dazu einfallen.

Dass alles auch ganz anders sein könnte und dass wir frei darüber entscheiden können, wie es für uns ist … Wer weiß das schon?

Und wo kämen wir denn da auch hin? Wo kämen wir hin, wenn sich jeder sein Leben so einrichten würde, wie es ihm gefällt und wie es auf vielen Kinderzeichnungen bildlich zu sehen ist?

Mit CQM lösen Sie das Korsett kollektiver Schwingungsmuster auf. Die Grenzen, innerhalb derer Sie leben wollen, bestimmen dann nur noch Sie selbst.

Meine Vision, Teil 1: CQM in jedem Haushalt

Meine große Vision ist, dass es eines Tages in jedem Haushalt jemanden gibt, der CQM kann. Oder zumindest in jedem dritten Haus in jeder Straße.

„Was würde dann passieren?", frage ich oft im Seminar. „Die Menschen wären gesünder und geistig beweglicher", höre ich dann. „Sie würden mehr lachen. Alle hätten mehr Freude. Und eine viel höhere Lebensqualität. Keiner würde mehr zur Wirtschaftskrise gehen. Keiner würde sich mehr durch Medienmeldungen verrückt machen lassen. Die Zahl der Scheidungen und Trennungen würde dramatisch sinken …"

Wäre nur in jedem dritten Haushalt einer, der CQM kann, dann würde es in den Dörfern und Städten ein ganz anderes Schwingungsfeld geben. Denn je mehr wir als Einzelne die energetischen Verwicklungen in unserem System auflösen und unser volles Potenzial leben, desto freundlicher sind wir zu uns selbst. Und umso freundlicher und wertschätzender sind wir auch zu anderen. Nicht auf eine gekünstelte Art und Weise, sondern weil wir eine echte und tiefe Verbundenheit von Herz zu Herz spüren, die beobachtet und nicht bewertet.

Für diese Verbundenheit gibt es keine Worte. Am ehesten ist sie vielleicht mit der tiefen Ruhe und Gelassenheit zu beschreiben, die sich dann einstellt, wenn wir mit allem versorgt sind, was wir zum Leben brauchen, und wenn wir uns selbst und andere so lassen können, wie wir alle sind.

Das Schwingungsfeld des Einzelnen bestimmt seine Realität. Und die Realität des Einzelnen bestimmt die Realität seiner ganzen Umgebung bis hin zur ganzen Welt. Das ist Globalisierung, energetische Globalisierung!

Während meiner Zeit in Kalifornien habe ich mit meinen Freunden regelmäßig an weltweiten „Prayer for Peace"-Projekten und Meditationstagen teilgenommen. Zur selben Zeit haben rund um den Globus Menschen meditiert und gebetet. Mittlerweile wurde weltweit ein Netz von Messgeräten aufgestellt, die das menschliche Bewusstsein messen können. Jedes Mal, wenn ein weltweites Gebetsprojekt durchgeführt wird, steigt der Bewusstseinsgrad rund um die Erde an. Weitere Informationen zu den Bewusstseinsmessern, die auch „psychotronische Geräte" genannt werden, finden Sie in dem Buch „Psychic Discoveries Behind The Iron Curtain".

Auch Ihr Bewusstsein beeinflusst die Welt. Probieren Sie es mal in Ihrem eigenen Haus oder in Ihrer Straße aus: Setzen Sie sich jeden Tag 15 Minuten lang hin und senden Sie erhebende Gefühle und Gedanken der Liebe, der Freude und des Wachstums in Ihre Wohnung, Ihr Haus oder Ihre Straße. Und achten Sie darauf, was sich in den kommenden Wochen und Monaten verändert.

Wir haben aber natürlich auch die Wahl, es so zu machen wie ein ehemaliger Studienkollege meines Mannes. Er sagte zu Michael: „Ich verstehe das alles. Auch aus der Sicht der Quantenphysik macht das alles so viel Sinn! Aber weißt Du was? Wenn ich es *glaube*, dann muss ich mein Leben ändern. Dann kann ich nicht so weiterleben wie bisher!"

Was soll man dazu sagen? Mir fehlen die Worte. Beziehungsweise fällt mir dazu die Zeile aus einem Lied von Annett Louisan ein: „*Geh mir weg mit deiner Lösung, sie wär der Tod für mein Problem*".[5]

---

5 Annett Louisan: Die Lösung, aus:Unausgesprochen, 2002.

Meine Vision, Teil 2: CQM als Schulfach „Wie gestalte ich mein Leben so, dass es mir gefällt?"

Stellen Sie sich vor, an Ihrer Schule hätte es eines Tages am schwarzen Brett folgende Ausschreibung gegeben:

„Wahlfach Lebensglück: Wie Du Dein Bewusstsein benutzen kannst, um Dir Dein Leben so zu gestalten, wie es Dir gefällt!"

Und weiter: „Benutze Dein Bewusstsein auf kreative Weise, sodass Deine Beziehungen zu Deinen Freunden und Deiner Familie harmonisch sind und Spaß machen, Du Deine sportlichen und schulischen Anforderungen alle mit links erledigst, dass Du Klarheit über Deinen Traumberuf bekommst und einen tollen, sofort erfolgreichen Einstieg ins Berufsleben hast! Um das zu erreichen, lernst Du in diesem Fach eine einfache Methode, die jahrtausendealtes Wissen aus dem Fernen Osten mit modernen Erkenntnissen der Quantenphysik verbindet. Du entdeckst, wie Deine Gedanken und Gefühle die Biochemie Deines Körpers beeinflussen – um umgekehrt. Außerdem lernst Du die wichtigsten Hintergründe der Neurologie und Neuroplastizität kennen und Du erfährst, wie Genies lernen, damit Du ihre Techniken für Dich anwenden kannst. Das Mitbringen von Eltern ist erlaubt."

Wären Sie hingegangen? Oder wären Sie lieber zum Flötenunterricht oder in die Handball AG gegangen?

Wahrscheinlich können Sie sich in diesem Moment gar nicht vorstellen, wohin Sie gegangen wären, wenn Sie vor dieser Wahl gestanden hätten. Denn die meisten Menschen können sich nur das vorstellen, was sie schon einmal erlebt und erfahren haben, also etwas, das sich innerhalb ihres Erlebnishorizontes bewegt.

Nehmen Sie sich aber wenigstens ein paar Minuten Zeit, um darüber nachzudenken, wie Ihr Leben verlaufen wäre, wenn Sie bereits in der Schule mit der Thematik vertraut gewesen wären, dass Sie Ihr Leben gestalten und niemand anderes.

Viele Menschen warten ihr ganzes Leben lang darauf, dass sich in ihrem Außen etwas ändert und sie glücklich werden. Oder sie vergleichen sich permanent mit anderen, von denen sie glauben, dass die glücklicher, verliebter, erfolgreicher, sexuell erfüllter … sind und strampeln sich jahrzehntelang bei dem Versuch ab, diesen Zustand auch zu erreichen. Sie wissen nicht, dass sie um ein Vielfaches weniger Zeit und Energie für das gleiche Ergebnis aufwenden müssten, wenn sie die Dinge zuerst auf der energetischen Ebene lösen würden.

Worauf kommt es Ihnen in Ihrem Leben an? Welche Träume und Visionen hatten Sie als Kind oder junger Erwachsener? Und wer hält Sie heute noch innerlich davon ab, genau diese Träume und Visionen zu leben?

Es kann eine Zeitlang dauern, bis Sie all die Dinge aufgespürt und aufgelöst haben. Wir lernen ja auch das Alphabet und das Einmaleins nicht in einer Schulstunde (wobei es mittlerweile hervorragende Power-Learning-Methoden gibt, die vielen Schülern das Leben leichter machen würden, aber auch die sind noch nicht bis in alle Schulen durchgedrungen). Manches geht einfach nicht über Nacht (wer weiß, ob wir damit klar kämen?). Anderes wiederum passiert ganz unerwartet schnell. Doch wenn wir gar nicht erst damit anfangen, uns auf die Suche zu machen, wird sich nichts ändern. Für immer.

173

Damit wir uns hier richtig verstehen: Ich glaube nicht, dass es darum geht, in diesem Leben keine Herausforderungen mehr zu haben. Ich persönlich glaube, dass es darum geht, den Herausforderungen des Lebens mit einem gelassenen Herzen gegenüberzutreten und Spaß daran zu haben.

Alles, was Sie dafür brauchen, ist bereits in Ihnen. Sie brauchen dazu keinen Guru, keine Einweihung, keine wochenlange Meditation auf einer Bergspitze. Sie brauchen nur Ihren Körper und Ihr Bewusstsein. Und den Gedanken „Korrigiere!".

Michael sagte einmal: „CQM ist eine Methode, um das zu bekommen, was man mit Geld nicht kaufen kann." Damit trifft er genau die Essenz.

Er hat eine Übung kreiert, die ich Ihnen an dieser Stelle unbedingt noch mit auf den Weg geben will. Sie heißt „Fünf Dinge" und schließt den Kreis zur „Löffel-Liste", mit der alles begann.

„Fünf Dinge" (Übung)

Nehmen Sie noch einmal einen Stift und drei Blätter leeres Papier zur Hand. Teilen Sie jede der drei Seiten in drei Spalten, wobei die mittlere und rechte Spalte nur ca. 2 – 3 Zentimeter breit sein sollten, dafür die linke Spalte so breit, dass Sie sie bequem befüllen können.

Notieren Sie auf der ersten Seite in der ersten Spalte fünf Dinge untereinander, die Sie in den letzten drei Monaten gekauft haben. Das kann alles sein, wofür Sie Geld ausgegeben haben: ein neues Auto, ein neuer Pullover, die Stromrechnung, ein Kasten Wasser oder ein Päckchen Butter.

Notieren Sie jetzt auf Blatt Nummer 2 in der ersten Spalte fünf Dinge, die Sie sich leisten würden, wenn Sie eine Kreditkarte besäßen, die niemals gesperrt wird, egal, wie viel Geld Sie ausgeben.

Lassen Sie Ihrer Phantasie freien Lauf. Manche würden sofort eine zweijährige Weltreise buchen, andere würden eine Insel im Indischen Ozean kaufen, ein Haus in den Schweizer Bergen oder einen Konzertflügel. Seien Sie großzügig zu sich selbst: Was würden Sie kaufen, wenn Ihre Kreditkarte „unlimited" wäre?

Und auf Blatt Nummer 3 notieren Sie bitte in der ersten Spalte fünf Dinge untereinander, die Sie gerne hätten oder schon haben und auf die Sie nicht verzichten können, die Sie aber nicht für Geld kaufen können.

Haben Sie alles notiert?

Dann schreiben Sie jetzt auf allen drei Blättern über die mittlere Spalte ein großes „N" für „Nutzen".

Welchen Nutzen bringen Ihnen die einzelnen Dinge auf Ihrer Liste? Vergeben Sie auf allen drei Seiten Punkte von 1 bis 10. 1 heißt „geringer Nutzen", 10 heißt „hoher Nutzen". Stufen Sie alle Punkte auf Ihrer Liste nach dem Nutzen ein. Die gleiche Punktzahl darf mehrfach vergeben werden.

Als Nächstes schreiben Sie bitte auf allen drei Blättern über die jeweils rechte Spalte den Buchstaben „S" für „Spaßfaktor". Geben Sie allen Dingen auf Ihren drei Listen wieder Punkte von 1 bis 10, wobei 1 „geringer Spaßfaktor" und 10 „hoher Spaßfaktor" bedeutet.

Wenn Sie fertig sind, legen Sie bitte die drei Blätter nebeneinander und schauen Sie sich die Ergebnisse an.

Viele Menschen, die diese Übung machen, stellen fest, dass sie einen Großteil ihres Geldes für Dinge ausgeben, die nur einen niedrigen Spaßfaktor haben. Bei den Dingen, die einen hohen Spaßfaktor haben, hält sich wiederum der Nutzenfaktor sehr in Grenzen. Ist das nicht interessant?

Und jetzt kommt's: Die Dinge, die sowohl einen hohen Nutzen für uns haben, als auch mit viel Spaß verbunden sind, sind die Dinge, für die wir gar kein Geld brauchen, die wir ganz umsonst bekommen können: z.B. Liebe, Zuneigung, Zärtlichkeit, Anerkennung, Geborgenheit, Freude, Freiheit, Kreativität … Die Dinge, die wir einfach nur wollen und zulassen müssen in unserem Leben!

Und womit beschäftigen sich die meisten von uns den lieben langen Tag? Damit, Geld zu verdienen für Dinge, die entweder keinen Nutzen haben oder keinen Spaß machen!

Vielen Dank fürs Mitmachen und für Ihre Aufmerksamkeit, die Sie mir bis hierher geschenkt haben! Wie wäre es, wenn Sie jetzt einmal an sich denken und sich selbst ein Geschenk machen? Ich hätte da auch schon eine Idee. Es gibt da nämlich etwas, das es nirgends zu kaufen gibt. Etwas, das man mit keinem Geld der Welt bezahlen kann. Etwas, das man sich auch nicht verdienen kann, sondern etwas, das wir alle längst unser eigen nennen wie den eigenen Herzschlag oder den eigenen Atem. Nur manchmal vergessen wir, dass wir es haben und es fällt uns oft erst auf, wenn es nicht mehr da ist oder wenn es langsam immer weniger wird … Ich spreche von unserer Lebendigkeit.

Wann haben Sie sich zum letzten Mal wirklich lebendig gefühlt? Körperlich und geistig total beweglich, Ihr Herz und Ihre Lungen berstend voll mit Lebenskraft?

Auf der nächsten Seite finden Sie Ihr Geschenk an sich selbst: Es ist Ihre „Lizenz zur Lebendigkeit". Vielleicht erkennen Sie sie wieder, wie einen guten Freund, den Sie lange nicht gesehen haben. Denn Ihre Lizenz zur Lebendigkeit ist nicht neu. Sie haben

Sie bekommen, als Sie diese Reise antraten in das große Spiel, das wir „Leben" nennen. Sie begleitet Sie, seit Sie Ihren ersten Atemzug genommen haben, und sie wird bei Ihnen sein, wenn Sie eines Tages den letzten tun und sich freudig aufschwingen in … Das ist eine neue Geschichte.

Bewahren Sie Ihre Lizenz zur Lebendigkeit gut auf. Hängen Sie sie über Ihren Schreibtisch oder an Ihren Kühlschrank, über den Eingang Ihres Hauses oder an den Spiegel Ihrer Toilette … Überall da hin, wo Sie sie ab sofort jeden Tag sehen können. Vielleicht inspiriert sie Sie dazu, den Sprung aus dem Wasser zu wagen. Wenn ja, wünsche ich Ihnen einen fantastischen Flug!

„Meine Lizenz zur Lebendigkeit"

Ich .... lebe

Ich habe Spaß am Leben und sprudele über vor guten
Ideen und Lösungen auf allen Ebenen meines Seins.

Ich bin völlig frei beweglich und kann meinen Körper,
meinen Geist und meine Seele in alle Richtungen
lenken, die das Universum für mich bereithält.

Ich bin neugierig auf die Potenziale, die mir das Leben
geschenkt hat und freue mich darauf,
sie voll zu verwirklichen.

Ich bin ein Geschenk des Lebens.

Ich bin das pure Leben!

....
Unterschrift

....
Ort, Datum

Anhang:
CQM in der experimentellen Untersuchung

Das Phänomen, dass einem manche Dinge „unglaublich" vorkommen, ist keine Erscheinung der heutigen Zeit. Genauso ging es der gesamten Menschheit schon immer. Wie viele Jahrhunderte lang haben wir „gewusst", dass die Erde eine Scheibe ist bzw. dass sich die Sonne um die Erde dreht und die Erde der Mittelpunkt des Universums ist? Viele von denen, die es anzweifelten, wurden sogar dafür getötet.

Diese Erfahrungen in der Vergangenheit erklären vielleicht die großen Widerstände vieler Menschen, sich auf etwas ganz Neues einzulassen. Die unterbewusste Angst ist groß, ausgeschlossen oder dafür bestraft zu werden, dass man anders denkt.

Mittlerweile leben wir aber in einer Zeit sehr schneller und sehr tiefgreifender Veränderungen, wie sie die Bevölkerung wohl in den letzten 5000 Jahren bekannter Menschheitsgeschichte noch nicht erlebt hat.

Erinnern Sie sich an die Fernsehserien „Startrek" oder „Raumschiff Enterprise" in den 1970er Jahren? Erinnern Sie sich noch an „Scotty, beam mich hoch", das Holodeck und die kleinen Kommunikatoren?

Diese kleinen Kommunikatoren benutzt heute jedes Kind in Form von Mobiltelefonen oder Handys. Sie sind richtige Alleskönner: Sie können Musik und Filme aufnehmen und abspielen, Fotos machen, rechnen, Termine verwalten, E-Mails schreiben ... ach ja, und telefonieren kann man mit ihnen auch. Für diese vielseitige Funktionalität reichte selbst die Phantasie der damaligen Drehbuchautoren nicht aus. Wenn Ihnen damals vor 30 Jahren jemand erzählt hätte, dass es solche Geräte irgendwann tatsächlich gibt – hätten Sie es sich vorstellen können? Wahrscheinlich nicht.

Die holographischen räumlichen Projektionen des Holodecks, die inzwischen auch schon in anderen Filmen zu sehen waren, sind ebenso keine Phantasie mehr. Sie sind heute technisch möglich und werden mit Laserlicht realisiert. Es sind dreidimensionale Bilder, die in die Luft projiziert werden und durch die man hindurchgehen kann, obwohl sie einem real erscheinen.

Bleibt noch die Sache mit dem Beamen. Mittlerweile gelingt es Physikern an Hochschulen, komplexere Moleküle zu teleportieren, was nichts anderes heißt als – beamen. Diese Forschungsgruppen arbeiten bereits an noch größeren Objekten. Aus meiner Erfahrung in Amerika weiß ich, dass alle Forschung mit militärischen Anwendungen im Geheimen stattfindet und nicht öffentlich zugänglich ist. Da auch das Teleportieren von Gegenständen oder gar Personen sicherlich militärische Anwendung hat, gehe ich davon aus, dass die Forschung dort längst schon viel weiter ist, als man es uns offiziell mitteilt. Die „Stealth-Technologie" wurde z.B. auch zunächst in James-Bond-Filmen eingesetzt, bevor sie uns dann zum ersten Mal offiziell im Irak Krieg präsentiert wurde.

Warum erzähle ich Ihnen das alles?

All die oben erwähnten und funktionierenden Technologien werden mit Hilfe der Theorien der Quantenphysik erklärt. Man geht daher davon aus, dass diese Theorien und Formeln die Wirklichkeit sehr gut abbilden. In diesem Abschnitt möchte ich Ihnen nicht die ganze Quantenmechanik erklären, da Ihnen die Formeln allein nicht viel nützen würden. Aber auf ein paar Aspekte möchte ich dennoch gerne näher eingehen.

Der Quantenphysik zufolge ist Materie nichts anderes als ein Energiefeld, eine stehende Welle, die uns fest erscheint. Als Träger dieses Feldes wird das sogenannte „Nullpunktfeld" angenommen, auch bezeichnet als „Matrix".

Diese Materie, die aus 99,9999% Vakuum besteht, erscheint uns nur fest. Ein guter Vergleich ist die Holografische Projektion, bei der wir zunächst denken, es handele sich um ein festes Objekt – bis wir hindurchgehen, was problemlos möglich ist, da die Energiedichte nicht sehr hoch ist.

Es kommt also immer auf die Relation der Dinge an, wie wir es auch analog beim Wasser sehen: Wenn wir von einem Ein-Meter-Brett ins Wasser springen, ist das für uns völlig ungefährlich. Springen wir dagegen von einer hundert Meter hohen Brücke ins Wasser, dann wirkt das Wasser so hart wie Beton und der Sprung endet tödlich.

Die holografischen Projektionen werden durch Laserlicht erzeugt, das von Computerprogrammen gesteuert wird. Wer oder was aber kreiert die stehenden Wellen der Materie? Wer oder was steuert und kontrolliert sie?

Einige Physiker sind der Meinung, dass unser Bewusstsein dabei eine wesentliche Rolle spielt. Wenn dies so ist, dann müsste aber Materie durch unser Bewusstsein und unsere Gedanken beeinflussbar und veränderbar sein. Genau dies wird von einigen Wissenschaftlern mittlerweile erforscht. Mit Erfolg, wie wir am Beispiel von Prof. William Tiller und seiner durch menschliches Bewusstsein programmierten Schaltung gesehen haben.

Nun stellt sich die Frage: Warum nehmen wir Menschen die Realität alle in ähnlicher Weise wahr? Warum ist das Buch, das

Sie gerade in den Händen halten, für Ihren Nachbarn auch ein Buch und kein Apfel?

Die Antwort aus der Quantenphysik ist die, dass es ein gemeinsames Medium gibt, in dem diese Wellen erzeugt werden, und in dem wir uns alle bewegen, eben genau jenes „Nullpunktfeld" oder die „Matrix", von der ich gerade sprach. Über dieses Feld sind wir alle gleichzeitig verbunden.

Dass dies keine reine Phantasie ist, wird durch eine Entdeckung untermauert, die in der Physik als „Verschränkung von Teilchen"[6] bezeichnet wird. Einstein prägte dazu den Begriff „spooky action at a distance". Gemeint ist, dass zwei verschränkte, aber räumlich getrennte Teilchen sich trotz der Trennung gleich verhalten. Anders gesagt: Sitzt ein Teilchen in einer Bar und ein anderes Teilchen in einer anderen Bar am anderen Ende des Universums und das erste Teilchen bestellt sich ein Bier, dann bestellt sich das andere Teilchen am anderen Ende des Universums auch ein Bier und zwar ohne jegliche Zeitverzögerung.

Dass diese Verschränkung real ist, konnte bereits in einigen Experimenten nachgewiesen werden. Die berühmtesten sind diejenigen über die sogenannte „Teleportation", bei denen Atome und auch mittlerweile größere Teilchen von einem Ort zum anderen bewegt werden. Zwar glauben die meisten Wissenschaftler noch, dass es unmöglich sei, einen ganzen Menschen auf die Weise zu bewegen, aber auch hier verhält es sich wie mit unseren Handys: Vor 50 Jahren wäre jeder, der etwas über die Möglichkeiten gesagt hätte, die unsere Handys heute haben, für verrückt erklärt worden.

Wenn man also die von Physikern aufgestellte Hypothese aufgreift, dass unser Bewusstsein das Nullpunktfeld steuert und damit letzten Endes Materie kreiert und wir alle gleichzeitig

---

6 Die Quantenverschränkung *(engl. quantum entanglement)* ist ein physikalischel Phänomen aus dem Bereich der Quantenmechanik. Dabei können zwei oder mehr Teilchen nicht mehr als einzelne Teilchen mit defi-

miteinander verbunden sind, dann könnte man sich schon vorstellen, wie das Ganze funktioniert ...

Das bedeutet: Entweder gibt es nur ein gemeinsames Bewusstsein oder unser aller Bewusstsein tauscht sich ständig in einer
unbewussten Telekonferenz miteinander aus. Eine Schlussfolgerung, die einem doch irgendwie aus der einen oder anderen
östlichen Philosophie bekannt ist („Alles ist eins" und „Wir sind
alle miteinander verbunden").

Das Interessante und gleichzeitig Spannende ist, dass wir
für unsere technischen Anwendungen wie Elektronik, Laser,
Computer etc. diese Tatsachen voll akzeptieren. Aber für uns
als Menschen? Sind wir nicht auch aktive Mitspieler in diesem
Spiel und müssten die Tatsachen folglich auch 1:1 auf uns selbst
übertragen?

Diese Frage sorgt für immer neuen Diskussionsstoff in der
Physik. Denn wenn die Gesetzmäßigkeiten für die Mikro-Welt
(Atome, Moleküle etc.) gelten, dann müssten sie doch auch für
die Makrowelt und ihre „Bewohner" wie Äpfel, Stühle oder
Menschen gelten – die ja auch nur eine Summe von Molekülen
sind!

Wo ist also die Grenze zwischen der Mikrowelt und der
Makrowelt?

Sind die Konzepte der Quantenmechanik vielleicht ein An-
satz für all die wissenschaftlich bisher unerklärbaren Phänomene und Grenzerfahrungen wie die sogenannten „medizinischen Wunder"? Menschen, die jahrelang und an teilweise
unheilbaren Krankheiten leiden, werden von heute auf morgen
gesund. Erwiesenermaßen handelt es sich dabei nicht nur um
psychische, sondern oft auch um physische Phänomene mit
sehr schnellen körperlichen Veränderungen. Kann man sie

nierten Zuständen beschrieben werden, sondern nur noch das
Gesamtsystem als solches. (Quelle: Wikipedia)

wirklich wegdiskutieren, nur weil eine verschwundene Krebs-erkrankung nicht der Forderung nach Wiederholbarkeit entspricht? Wer möchte schon erneut an Krebs erkranken, nur um die Genesung noch einmal reproduzieren zu können?

Vielleicht kennen Sie auch die Erfahrung, dass jemand Dinge träumt, die genau so eintreten, ob derjenige das will oder nicht. Oft liegen Traum und Ereignis Wochen oder Monate auseinander.

Auch die positive Wirkung von Meditation und Beten konnte in systematischen Untersuchungen bestätigt werden. Zwar wissen wir nicht genau, wie all diese Dinge funktionieren, aber leugnen können wir die Phänomene deswegen nicht.

Wenn es also so ist, dass wir mit unserem Bewusstsein das Feld beeinflussen, dann könnte dies eine Erklärung für alle diese Phänomene sein. Dies bedeutet aber auch, dass wir es ständig tun (das Beeinflussen) und dass es leicht sein muss – und zwar für alle von uns.

Warum ist es dann so schwierig, die Wirkung unseres Bewusstseins naturwissenschaftlich nachzuweisen?

Die Antwort ist einfach: Wenn unsere Gedanken, sprich: unser Bewusstsein, auf dieses Feld Einfluss nimmt, dann tut es auch der Kritiker. Das bedeutet: Eine negative Erwartungshaltung beeinflusst das Ergebnis genauso wie eine positive. Dazu kommt, dass die kritische Haltung sehr viel stärker verbreitet ist, wodurch sie noch stärker wirkt. Dies ist einer der Gründe dafür, warum in kritischen Experimenten die Ergebnisse oft negativ sind und die gleichen Experimente unter positiver Einstellung sehr wohl funktionieren.

Die zweite Forderung der Naturwissenschaft, die nach der Wiederholbarkeit, kann ebenfalls nicht erfüllt werden. Ein Gedanke oder eine Absicht, die ausgesendet wurden, können nicht zurückgenommen werden. Wir können zwar eine gegenteilige Absicht hinterhersenden, aber wir können unsere einmal gedachten Gedanken nicht mehr zurücknehmen.

Wie stark eine kritische Einstellung wirkt, erleben wir häufig in unserem Alltag: Wenn wir z.B. eine neue Sprache erlernen wollen, dann fällt uns dies sehr leicht, wenn wir Spaß daran haben, gerne in das Land fahren, in dem diese Sprache gesprochen wird, vielleicht sogar schon ein paar Bekannte dort haben … Wenn wir aber von unserem Chef dazu gezwungen werden, diese neue Sprache zu lernen, das Büffeln von Vokabeln und Grammatik schon in der Schule gehasst haben und dem Nutzen der ganzen Sache eher skeptisch gegenüberstehen, dann lernen wir die neue Sprache mit Sicherheit nur sehr langsam, wenn überhaupt.

Auch die Tatsache, dass wir uns manche Dinge nicht zutrauen, macht es uns schwierig, sie zu erlernen, auch wenn sie in Wirklichkeit vielleicht ganz einfach sind.

Hier schließt sich der Kreis zu der Feststellung, dass man CQM nicht aus einem Buch lernen kann. Nur die persönliche Erfahrung bewirkt eine tiefe Überzeugung in uns, eine Einstellung, die das Lernen überhaupt erst möglich macht. In einem Seminar ist die Chance, dass wir zu positiven Ergebnissen kommen, viel größer als beim Studium eines Buches, weil unser Körper und alle unsere Sinne eine direkte Erfahrung machen. Spezielle praktische Übungen, wie sie nur im Seminar möglich sind, fördern diese Erfahrung und machen die vermittelten Inhalte auf ganz natürliche, lebensnahe Weise „glaubhaft".

Experimentelle Untersuchungen von CQM

Vielleicht fragen Sie sich, ob schon einmal der Versuch unternommen wurde, CQM wissenschaftlich zu untersuchen oder gar die Wirkung von CQM mit Messgeräten sichtbar zu machen. Schließlich gibt es ja eine ganze Reihe von Fallbeispielen, von denen hier im Buch nur eine Auswahl dargestellt werden konnte.

Tatsächlich wurde CQM auf vielfältige Weise und mit den verschiedensten Methoden untersucht: Unter anderem mit systematischen Fallsammlungen und Vorher-Nachher-Untersuchungen mit Messverfahren wie energiemedizinischen Geräten, Kirlianphotographie, Elektroakupunktur und Aufnahmen mit der Photonenkamera.

Einen Auszug der Ergebnisse finden Sie auf den folgenden Seiten.

CQM Fallsammlung

Im Jahr 2007 wurde auf Initiative des Deutschen Quantum Vereins (DQV) eine Fallsammlung erhoben. Hierbei wirkten CQM Anwender aus dem medizinischen Bereich (Ärzte, Heilpraktiker, Therapeuten) mit und haben Fälle aus ihrer Praxis systematisch anhand eines Fragebogens aufgezeichnet und ausgewertet.

Die anonymisierten Beispiele der Patienten wurden anschließend statistisch ausgewertet. Die Patienten haben dieser Erhebung, die auf freiwilliger Basis stattfand, zugestimmt. Die erstaunlichen Ergebnisse wurden auf dem CQM Symposium 2007 in Heidelberg vorgetragen. Eine Aufzeichnung des Vortrags ist bei HyperVoyager erhältlich (Kontaktdaten siehe Abschnitt „Veranstaltungen mit Gabriele Eckert".

Diese Fallsammlung enthält die verschiedensten Symptome wie z.B. Gelenkschmerzen, Rückenschmerzen, Migräne, akute Entzündungen, Hautkrankheiten wie Neurodermitis, Verdauungs- und Darmprobleme, Migräne, Zahnschmerzen und psychische Probleme wie Ängste und Depressionen.

Die Symptome bestanden in der Mehrzahl zwischen 2 Monaten und 10 Jahren. Das Alter der Patienten umfasste eine Spanne zwischen 2 Jahren und 80 Jahren mit einer gleichmäßigen Verteilung.

Die wesentlichen Ergebnisse waren
(Auszug aus Originalvortrag):

1. CQM bewährt sich bei einer Vielzahl von gesundheitlich

    einschränkenden Symptomen.
2. CQM eignet sich für Akutfälle ebenso wie für jahre- und jahrzehntelange chronische Beschwerden.

3. Bei 87% der gemeldeten Symptome reichten 1 bis 3 CQM Behandlungen, um wesentliche Verbesserungen bzw. das Verschwinden der Symptome zu erreichen.

4. Bei 90% der Symptome wurden die o.a. Ergebnisse innerhalb von Tagen bis maximal innerhalb von 2 Monaten erzielt.

5. Selbst bei jahre- und jahrzehntelangen chronischen Beschwerden reichten 1 bis maximal 6 CQM Behandlungen, um die wesentlichen Besserungen bzw. das Verschwinden der Symptome zu erreichen.

6. Bei 58% der gemeldeten Symptome wurde ausschließlich CQM eingesetzt; bei 42% der Symptome erfolgte eine Kombination mit anderen Methoden und/oder Mitteln.

7. Nach 1 bis 3 CQM Behandlungen waren die von den Klient/innen auf einer Skala von 0 – 10 empfundenen Belastungen bei 55% der genannten Symptome vom Ausgangswert 5 – 10 auf den Endwert 0 gesenkt; bei 34% der Symptome sank der Skalenwert auf 1 bzw. 2. (0: keine Belastung, 10: starke Belastung).

8. Bei 74% der genannten Symptome waren die Beschwerden auch nach Monaten noch verschwunden; bei 9% waren sie nur noch schwach spürbar. Bei den anderen Fällen liegen noch keine Langzeitergebnisse vor.

9. Das CQM Mandala, die Skripts aus den Seminaren CQM 1, CQM 2 und CQM 3, die Auflösung von schwächenden Glaubenssätzen, Denkmustern, Gefühlen und Wertvorstellungen, sind die wesentlichen CQM Korrekturen, die von den einsendenden Therapeut/innen durchgeführt wurden.

10. Die behandelten Symptome und die angewandten Korrekturen zeigen eindeutig die vielzitierten Zusammenhänge von Körper–Geist–Psyche und Seele. Ist ein

Bereich geschwächt, werden oft auch die anderen Bereiche tangiert. Die Methodik von CQM geht außerordentlich gut auf diese oft „unlogischen" Zusammenhänge ein.

Experimentelle Untersuchung bei Laufproblemen

Eine weitere Untersuchung, die ebenfalls auf dem CQM Symposium 2007 in Heidelberg vorgetragen wurde, befasste sich mit Menschen, die Probleme beim Laufen hatten.

Hierbei wurden die Probanden mit einem speziellen Kamerasystem aufgenommen, um den Bewegungsablauf genau sichtbar zu machen und vermessen zu können. Die Probanden hatten in der Regel Schmerzen, die mit den mehrheitlich langzeitlichen Bewegungsproblemen einhergingen.

Die Probanden wurden vor und nach der ca. 30- bis 60-minütigen CQM Sitzung mit dem Kamerasystem aufgenommen. Die Veränderungen waren positiv, eindeutig, signifikant und andauernd.

Dieser Vortrag zeigt auf, dass selbst körperliche Beschwerden, die zum Teil Jahrzehnte andauern, durch mentale Korrekturen verändert werden können.

Auch dieser Vortrag inklusive der Videoaufzeichnungen ist im Original bei HyperVoyager erhältlich.

Messung mit energiemedizinischen Geräten

Im März 2007 fand ein weiteres Experiment statt, um die Wirkung von mentalen Korrekturen mittels Messungen nachzuweisen.

Hierzu wurden zwei medizinische Diagnoseverfahren eingesetzt: Die Messung der Herzfrequenzvariabilität (HRV) und die Meridiandiagnostik. Die Messung der Herzfrequenzvariabilität ist ein schulmedizinisches Diagnoseverfahren. Die Meridiandiagnostik ist im Bereich der alternativen Medizin angesiedelt.

Bei diesem Versuch wurden zufällig ausgewählte Probanden, die sich freiwillig gemeldet hatten, vor und nach einer CQM Sitzung mit einer Heilpraktikerin gemessen. Die Messungen erfolgten innerhalb von zwei Stunden.

Die Ergebnisse zeigten signifikante Veränderungen, die außerhalb der Messtoleranz lagen. Die Veränderungen bei den Messungen waren bei 73,7% der Testpersonen positiv. In Fällen, wo es laut Messergebnis Verschlechterungen gegeben hatte, waren sie sehr gering (max. 10 Prozentpunkte). Signifikant war hier auch, dass sich dennoch die Symptome der Probanden verbessert hatten oder ganz verschwunden waren – trotz negativem Messergebnis. Man kann diese Reaktion als sogenannte „Erstverschlimmerung" interpretieren.

Es muss davon ausgegangen werden, dass die Veränderungen auf die energetischen Korrekturen bei der CQM Sitzung zurückzuführen sind.

Photonenkamera

Die bisher beschriebenen Untersuchungen basieren auf Beobachtungen der Symptome oder auf Messungen von Meridianen oder Körperfunktionen und lassen nur einen indirekten Schluss auf die Wirkung von Korrekturen auf unser Energiefeld zu.

In der Theorie gehen wir davon aus, dass Korrekturen sich auf unser Energiefeld auswirken und dieses dann auf den Körper wirkt. Daher bestand der Wunsch, das Energiefeld direkt sichtbar zu machen oder zu messen.

Eine Technologie, die genau dies erlaubt, ist die Photonenkamera. Die Photonenkamera ist eine Digitalkamera, die auf ein bestimmtes Frequenzspektrum geeicht ist, sodass ohne aufwändige Berechnungen sowohl die subtilen feinen Energiefelder im Körper, als auch außerhalb des Körpers direkt sichtbar gemacht werden können. Die Kamera kann z.B. dazu genutzt werden, Störfelder im Meridianfeld des Körpers sichtbar zu machen.

Das folgende Forschungsprojekt fand im Januar 2009 im ISR-Institut in Niddatal statt. Es nahmen insgesamt 9 CQM Anwender und 6 Probanden an dem Projekt teil. Ziel des Projekts war, festzustellen, ob die durch CQM erfolgten energetischen Korrekturen sich direkt im Energiefeld des Körpers nachweisen lassen.

Dazu wurden die Probanden vor Beginn der CQM Sitzung und nach der CQM Sitzung mit der Photonenkamera aufgenommen. Die Probanden hatten zum Teil schwere schulmedizinische Diagnosen und litten teilweise seit Jahren an chronischen Krankheiten. Dies zeigte sich auch in den Photonenkameraaufnahmen.

Keiner der Probanden hatte Erfahrung mit CQM. Sie hatten weder eine vorherige Sitzung bei einem CQM Anwender erlebt, noch hatten sie ein CQM Seminar besucht.

Die CQM Sitzungen, die nach der ersten Messung mit den Probanden abgehalten wurden, hatten eine Länge von 30 bis 60 Minuten. Einer der Probanden hielt sich nicht in demselben Raum wie die Anwender auf, sondern in einem anderen Raum, wodurch keine direkte Kommunikation während der Sitzung mit ihm möglich war.

Die Ergebnisse, die sich auf den Photonenkamera-Aufnahmen nach den Sitzungen zeigten, waren sehr signifikant. Dies ging einher mit einer wesentlichen Besserung oder dem Verschwinden der Symptome – Veränderungen, die in den bekannten Fällen bis heute angehalten haben.

Ich zitiere aus der Zusammenfassung des Forschungsberichts des ISR-Instituts:

„Durch die Anwendung der Chinesischen Quantum Methode, ausgeführt von den Practitionern, die zum Test zur Verfügung gestanden haben, können nachweislich das Energiefeld des Menschen sowie energetische Blockaden, Störungen etc. positiv beeinflusst werden. Die Qualität der Chinesischen Quantum Methode hat im Versuch erfolgreich gezeigt, dass Blockaden und Störfelder, sowie energetische Defizite bei den Probanden ausgeglichen wurden. Die verstärkten Photonenaktivitäten weisen darauf hin, dass CQM, die Chinesische Quantum Methode, eine starke Wirksamkeit auf das Energiefeld des Menschen ausübt. Die Veränderung des Energiefeldes durch CQM ist für uns in der Zusammenarbeit sehr beeindruckend gewesen und wir haben Vergleichbares in dieser Form bis jetzt an Qualität und Effizienz im Energiefeld des Systems noch nicht feststellen können.“

Über diese Untersuchung wurde auf dem CQM Symposium 2009 in Suhl ein Vortrag gehalten. Die DVD zum Vortrag inkl. der Aufnahmen der Photonenkamera ist bei HyperVoyager erhältlich.[7]

7 „Die Wirkung von CQM, sichtbar gemacht durch die Biophotonenkamera" (DVD, 2009)

Rechtlicher Hinweis:

Die in diesem Buch dargelegten Untersuchungen bzw. Aussagen sind als Referenz zu verstehen. Es wird keinerlei Aussage über den Grad der Wissenschaftlichkeit gemacht oder darüber, dass die Ergebnisse generell wissenschaftlich anerkannt sind. Hierzu müssen die Originaldokumentationen der Untersuchungen herangezogen werden.

Hinzu kommt, dass die meisten der Untersuchungen aus den schon vorher erwähnten Gründen nicht das Kriterium der exakten Wiederholbarkeit erfüllen können und daher eine wesentliche naturwissenschaftliche Forderung nicht erfüllt werden kann.

Ferner sollen die Untersuchungen nicht den Schluss nahelegen, dass CQM eine anerkannte Behandlungsmethode oder gar Heilmethode für irgendeine Krankheit ist. CQM ist in keinem Fall eine Diagnosemethode. Aus diesem Grund wurden auch keine weiteren Details zu den angeführten Probanden angegeben.

Es liegt in der Verantwortung des Einzelnen, ob und in welcher Form er CQM für sich anwendet. Bei gesundheitlichen Beschwerden raten wir, einen entsprechend ausgebildeten Arzt oder Therapeuten aufzusuchen.

Die meisten der in diesem Buch beschriebenen Beispiele befassen sich mit körperlichen Veränderungen. Das hat den Grund, dass sie dort am einfachsten und nachdrücklichsten zu beobachten sind. Wenn jemand seit vielen Jahren ein Leiden hat und jenes Leiden verschwindet plötzlich, gibt es nicht viel zu diskutieren. Das Ergebnis ist und bleibt überzeugend.

Dennoch gibt es viele weitere Bereiche, in denen CQM genauso systematisch und erfolgreich eingesetzt werden kann, z.B. im Business-Coaching, im Sport, in Schule und Studium, in Partnerschaften und beruflichen Beziehungen zu Kunden und Kollegen, um nur einige zu nennen.

Beispielhaft möchte ich Ihnen zwei Berichte von professionellen CQM Nutzern aus den Bereichen Schule und Business-Coaching vorstellen. Die beiden Anwender wollten auf eigenen Wunsch nur mit ihren Vornamen genannt werden. Falls berechtigtes Interesse besteht, können die Identitäten beim Verlag angefragt werden.

CQM und Lernen: Bericht einer Lehrerin

Bereits nach dem Abitur stand für mich fest: „Ich möchte Real-schullehrerin werden und zwar eine gute!" Nun, was ist eine gute Leh-rerin? Meiner Ansicht nach eine Person, die ihre Schüler begeistert, mitreißt, motiviert, erzieht, begleitet und fördert, ohne dabei Ideale und Tugend außer Acht zu lassen. Eine Person, die mit ihren Schülern lacht und weint, ihnen Zuneigung schenkt und sie als wohlgeratene junge Erwachsene ins Leben entlässt. Ich hatte mich durch diese De-finition selbst vor eine große Herausforderung gestellt und erkannte sehr schnell, dass die an der Hochschule angebotenen Seminare mich darauf nicht wirklich vorbereiteten. Nun, was sollte ich tun – woher sollte ich das erforderliche Wissen und die dafür notwendigen Me-thoden nehmen? Ich besuchte über die Jahre hinweg verschiedene Seminare in den unterschiedlichsten Bereichen und kam meinem Ziel Stückchen um Stückchen näher. Doch stellte sich der wirklich durch-schlagende Erfolg erst ein, seitdem ich vor knapp fünf Jahren die Chi-nesische Quantum Methode erlernt habe. Seitdem hat sich nicht nur mein Weltbild komplett verändert, auch bin ich meinem Ziel, eine gute Lehrerin zu sein, wesentlich näher gekommen.

Was ist das eigentlich genau, die Chinesische Quantum Methode (CQM)? Es handelt sich dabei um eine erstaunlich effektive und leicht erlernbare Veränderungsmethode, um Schwächen im Energiefeld ei-nes Individuums mental aufzuspüren und in Stärken umzuwandeln. Intuition, Wahrnehmung sowie Vertrauen und Neutralität sind dabei unverzichtbare Bestandteile. Das Wirkungsspektrum erstreckt sich auf alle Lebensbereiche, angefangen von Familie, Beziehungen und Beruf über Sport, Fitness und Gesundheit sowie Finanzen und, nicht zu vergessen, Gedächtnis und Lernen. Vor allem die beiden letzten As-pekte interessieren mich als Lehrerin von sprach- und hörbehinderten

198

*Realschülern ganz besonders. Also habe ich beschlossen, meine Schü-
ler mit CQM u.a. bei Klassenarbeiten zu unterstützen.*

Optimale Unterstützung bei Klassenarbeiten und mündlichen Prüfungen

*Ich spüre dabei im Energiefeld meiner Schüler energetische Schwä-
chen auf, die einem optimalen Verlauf bzw. dem optimalen Ergebnis
der Klassenarbeit im Wege stehen (z.B. die Angst, die Aufgabe nicht
zu verstehen; die Angst zu versagen; Glaubenssätze wie „Ich bin eh zu
doof für Deutsch", „Ich kann das nie"; schwächende Einflüsse durch
die Beziehung des Schülers zu anderen Personen wie z.B. Mitschü-
lern/Lehrern/Familie; schwächende Einflüsse durch Gegenstände im
Klassenzimmer; Einflüsse auf der körperlichen Ebene, u.a. Verbindung rechte Gehirnhälfte – linke Gehirnhälfte, Regulation des Was-
serhaushalts, der Sauerstoffaufnahme u.v.m.).*

*Ich habe festgestellt, dass die Schüler dadurch viel weniger aufge-
regt sind als früher, weitaus motivierter und insgesamt bessere Leistungen, sprich: bessere Noten, erzielen. In dem Jahr, als ich CQM
kennenlernte, habe ich eine 10. Klasse in Deutsch unterrichtet. Vor
den schriftlichen Mittlere Reife Prüfungen waren die Schüler enorm
aufgeregt und hatten große Prüfungsängste. Die in der Prüfung zu
bewältigende Schreibaufgabe, eine Rede über Schillers Werk „Die
Räuber" zu verfassen, war der Klasse bereits in den Übungsphasen
im Unterricht sehr schwer gefallen. Man bedenke, dass meine Schüler
sprachbehindert sind und sich plötzlich mit der deutschen Sprache
zu Schillers Zeiten auseinandersetzen sollten, wo sie doch bereits jede
Menge Probleme mit dem heutigen Deutsch haben!*

*Das Ergebnis sprach jedoch für sich. Alle Schüler hatten sich im
Vergleich zu den üblichen schriftlichen Leistungen (ehe ich die Klasse*

vor den Klassenarbeiten mit CQM unterstützte) um eine halbe bis eine ganze Note gesteigert und der Klassendurchschnitt übertraf jegliche Erwartungen. Die Noten variierten von 1,6 bis 4,1; der Klassendurchschnitt betrug 2,8. In der Parallelklasse, deren Klassendurchschnitt meine Schüler um mehr als eine ganze Note übertroffen hatten, wurde schon gemunkelt, meine Klasse müsse die Prüfung wiederholen, das sei ja wohl nicht mit rechten Dingen zugegangen ... Zwei Jahre danach führte ich wieder eine zehnte Klasse zur Mittleren Reife Prüfung im Fach Deutsch. Dieses Mal war ich wesentlich sicherer und versierter im Umgang mit CQM und Prüfungen. Das Ergebnis war phänomenal: Der Durchschnitt betrug 1,8.

Um für mich zu überprüfen, welche Auswirkungen die Korrekturen mit CQM tatsächlich auf das Ergebnis der schriftlichen Mittlere Reife Prüfung haben würden, unterstützte ich die Klasse nur im Fach Deutsch, nicht aber in Englisch. Die Ergebnisse dieser Prüfung waren nahezu identisch mit den über das gesamte Schuljahr hinweg erzielten Noten der Klassenarbeiten, bei denen ich die Klasse noch nicht mit CQM unterstützt hatte. Die Klasse hatte sich in der Abschlussprüfung im Fach Englisch weder verbessert noch verschlechtert. Daraus folgerte ich, dass die Unterstützung mit CQM enorme Leistungs- und Konzentrationssteigerungen mit sich bringt.

Im selben Schuljahr habe ich auch zwei neunte Klassen in Englisch unterrichtet. Die eine der beiden war von vornherein wesentlich motivierter und leistungsstärker als die andere. Als die letzte Klassenarbeit in Form einer fünfzehnminütigen mündlichen Überprüfung der einzelnen Schüler bevorstand, setzte ich ebenfalls CQM ein. Ich unterstütze jedoch nur die leistungsschwächere Klasse. Die leistungsstärkere Klasse ließ ich außen vor, in der Annahme, meine Unterstützung mit CQM sei überhaupt nicht von Nöten. Welch gewaltiger Irrtum! Die Schüler der leistungsschwächeren Klasse erzielten hervorragende Ergebnisse. Ich hatte beinahe den Eindruck, meine eigenen

Schüler nicht mehr wiederzuerkennen angesichts ihrer bombastischen Leistungssteigerung um bis zu zwei Noten. Die Schüler schienen wie ausgewechselt zu sein und mein Gemütszustand wechselte von reiner Freude hin zu grenzenloser Begeisterung. Ich hatte fast den Eindruck, die Schüler hätten von Obelix' Zaubertrank genascht. Zu meinem großen Erstaunen schnitt die Klasse, die ich für die leistungsstärkere hielt, wesentlich schlechter ab als die andere Klasse. Ich war mehr als perplex. Daraufhin beschloss ich, künftig alle Klassen vor einer Klassenarbeit bzw. Prüfung mit CQM zu unterstützen.

Sofort-Hilfe auf Klassenfahrten

Durch die tägliche Anwendung von CQM habe auch ich mich verändert. So ist der Unterricht mittlerweile nicht nur phasenweise, sondern ständig durch ein humorvolles Miteinander und viel Spaß gekennzeichnet. Wenn sich Streitigkeiten unter den Schülern anbahnen, führe ich flugs einige Korrekturen durch und verhindere dadurch eine mögliche Eskalation, die normalerweise in Handgreiflichkeiten enden würde.

Auch auf unserer Studienreise nach England hat mir der Einsatz von CQM mein Lehrerinnendasein sehr erleichtert. Zum ersten Mal flog ich mit einer Klasse nach London (statt wie früher mit dem Bus zu reisen) und auch einige Schüler saßen zum ersten Mal in einem Flugzeug. Unmittelbar vor dem Einchecken wurde ein Schüler zunehmend blasser im Gesicht und erzählte dann, dass er panische Flugangst hätte und dies sein erster Flug sei. Früher, als ich CQM noch nicht kannte, hätte ich mir in dieser Situation nicht wirklich zu helfen gewusst – gut zureden und Mut machen wären meine einzigen Waffen gegen die aufkeimende Flugangst gewesen. Wahrscheinlich wäre auch ich in Stress verfallen. Nun saß ich völlig gelöst auf der Wartebank und korrigierte die Flugangst des Schülers. Nach kurzer Zeit verschwand sein blasser Gesichtsausdruck und er wurde ruhiger. Während des Fluges war die Flugangst längst verflogen und er genoss seine erste Reise über den Wolken. Auch der Rückflug verlief problemlos genauso wie die für gewöhnlich sehr abenteuerlichen Fahrten mit der Londoner U-Bahn:

Nachdem ich bereits mehrere Busreisen mit Schulklassen nach London gemacht hatte, wusste ich aus leidvoller Erfahrung, dass des Öfteren Schüler während der Fahrt mit der U-Bahn verloren gehen. Einen Moment unaufmerksam oder eine Sekunde zu spät an den Türen, schon rast die U-Bahn davon. Die damit verbundenen Aufregungen wollte ich mir auf dieser Klassenfahrt ersparen und korrigierte mit CQM auf das Ziel hin „Dieses Mal geht kein Schüler in der U-Bahn verloren". Tatsächlich, zum ersten Mal seit ich auf Klassenfahrten nach London reise, ging niemand verloren. Ich war really very happy. Auch gab es keine Streitereien unter den Schülern, alles verlief sehr harmonisch.

Einen heftigen Adrenalinausstoß hatte ich aber noch am Londoner Flughafen eine halbe Stunde vor Rückflug. Wir standen alle an der Passkontrolle und hielten unsere Personalausweise bereit, als eine Schülerin plötzlich ihren Ausweis nicht mehr finden konnte. Nun war guter Rat teuer. Ohne Ausweis kein Boarding. Der Kollege, der mich begleitete, meinte, er flöge mit der Klasse zurück, ich solle mit der Schülerin dableiben und auf der deutschen Botschaft einen neuen Ausweis beantragen. Na ja, dachte ich, so weit muss es nicht kommen. Ich versuchte, mit Hilfe von CQM herauszufinden, wo der Ausweis war. Dem Testen nach hätte der Ausweis bei ihr sein müssen. Zum wiederholten Male suchte die Schülerin vergeblich in ihren Hosen- und Jackentaschen. Ich forderte sie auf, nochmals zu suchen. Schließlich entdeckte sie den Ausweis, der in den Jackenärmel

gerutscht war, gerade noch rechtzeitig, um mit zurückfliegen zu kön-
nen. Dank CQM hatte ich in dieser Situation ziemlich gelassen re-
agiert. Denn die tägliche Arbeit mit CQM zeigt auch Wirkung am
Anwender selbst: eine enorme Steigerung der Gelassenheit.

Fit für den Traumjob

Als Deutschlehrerin in den Klassenstufen neun und zehn besteht
eine meiner Aufgaben darin, mit den Schülern Bewerbungsschreiben
zu üben und sie auf Vorstellungsgespräche vorzubereiten. Zusätzlich
habe ich die Schüler noch mit CQM unterstützt. Die Mühe hat sich
auch hier gelohnt: Meine Klasse sprengte in vielerlei Hinsicht jegli-
che Statistiken. So schickten die Schüler durchschnittlich etwa sechs
Bewerbungen ab und erhielten von etwa 90% der Firmen eine Einla-
dung. Auch bei den Eignungstests und den sich daran anschließen-
den Vorstellungsgesprächen schnitten die Schüler sehr gut ab und
konnten am Ende zwischen mehreren Ausbildungsplätzen wählen.
Statistisch gesehen schickt ein Ausbildungsplatzsuchender zwischen
20 und 30 Bewerbungen ab, um am Ende einen Ausbildungsplatz zu
erhalten. Die Schüler, die eine weiterführende Schule besuchen woll-
ten, erhielten allesamt den Schulplatz, den sie anstrebten. Laut Statis-
tik sind die Schüler meiner Klasse somit zu 100% versorgt.

Mehr Selbstbewusstsein und Motivation

Die Ergebnisse, die ich dank CQM mit meinen Schülern erziele, ent-
sprechen nicht im Geringsten der Regel. Zudem meine Schüler aus-
nahmslos sprachbehindert sind, manchmal auch autistische Teilzüge
aufweisen. So wie Peter, 17 Jahre jung. Peter ist ein aufgeweckter,

intelligenter Jugendlicher, der sehr darunter leidet noch nie eine wirkliche Freundschaft zu Gleichaltrigen gehabt zu haben. Mit seiner Zustimmung und der Zustimmung seiner Eltern arbeitete ich mit Hilfe von CQM an diesem Problem.

Für ihn ist es schon immer schwierig gewesen, überhaupt mit anderen ein Gespräch zu führen, da er beim Reden dem Gesprächspartner bis zu diesem Zeitpunkt nicht in die Augen blicken konnte, sondern an die Decke, zur Seite oder gar auf den Boden starrte. Bereits nach einer Stunde CQM konnte Peter mir und anderen im Gespräch in die Augen schauen. Wiederum war ich begeistert angesichts der schnellen Wirkungsweise von CQM. Peters Selbstbewusstsein ist mittlerweile stark angewachsen und er beteiligt sich an Gesprächen mit Gleichaltrigen.

Auch meinen vierzehnjährigen Sohn unterstütze ich seit Jahren mit CQM beim Lernen. Seitdem fällt ihm das Lesen viel leichter und sein schulischer Ehrgeiz ist entflammt. Dies hat nicht zuletzt damit zu tun, dass ich auch bei mir CQM anwende und großes Vertrauen in seine eigene Lernverantwortung habe.

Desweiteren wende ich CQM auch an, wenn die Schüler keine Muße für Schule und Lernen besitzen, da ihre Motivation von anderen Problemen überschattet wird wie z.B. das erste Verliebtsein gepaart mit dem ersten Liebeskummer, Streit mit der besten Freundin, Krach mit den Eltern oder auch Stress mit andern Lehrern. Mit anderen Worten: CQM ist immer und überall einsetzbar, eine Methode, die ich nicht mehr missen möchte, weder in meinem privaten noch in meinem beruflichen Leben.

Die Vision einer Lehrerin

Wie wäre das eigentlich, wenn alle Lehrer einer Schule ihre Schüler mit CQM unterstützten? Wie würden sich deren Leistungen steigern? Wie würden sie als Menschen wachsen und reifen, wenn sie sich selbst mit CQM unterstützen könnten und energetische Schwächen in Stärken umwandeln könnten? Die Vision einer solchen Schule nimmt in meinem Denken und Handeln immer konkretere Formen an und die Planungen dafür haben bereits begonnen.

Diana

CQM in Business und Management

Wie kommt ein bodenständiger schwäbischer Betriebswirt dazu zu glauben, dass seine positiven Absichten und Gedanken wesentlich dazu beitragen, wie profitabel sich ein Unternehmen entwickelt, wie erfolgreich eine Führungskraft künftig agiert oder welche Vertriebserfolge der Außendienst feiern darf?

Vielleicht auf dieselbe Art und Weise, wie erfahrene Ärzte, Heilpraktiker/innen und Therapeut/innen dazu kamen zu glauben, dass ihre positiven Absichten und Gedanken wesentlich dazu beitragen, wie schnell ein Patient wieder gesund wird oder wie gut und stabil sich ein Klient fühlt.

Dass sich mit CQM das körperliche Wohlbefinden und die Gesundheit eindeutig und nachweisbar verbessern lassen, hat sich mittlerweile nicht nur in medizinischen Fachkreisen herumgesprochen, und welche Erfolge mit dieser Methode auch im Spitzensport erzielt werden können, kann man an vielen Ergebnissen ablesen. Aber Erfolge im Business? Kaum vorstellbar, oder doch? Und wenn ja, wie?

Der skeptische Laie (der vielleicht schon einmal in seinem Leben einem selbsternannten Mentalcoach auf den Leim gegangen ist) fragt sich demnach aus seiner Sicht zu Recht, ob hier nicht wieder einmal zu viel versprochen wird. Hier ein paar mentale Taschenspielertricks, dort etwas energetischer Hokuspokus, dazu die selektive Wahrnehmung des Betrachters – und schwuppdiwup, schon entfaltet jede Methode ihre Wirkung.

Doch CQM wirkt anders. GANZ ANDERS! Denn hierbei handelt es sich um die kommende Coaching-Methode überhaupt. Eine Methode, die sich darüber hinaus noch mit vielen bekannten Formaten kombinieren lässt, z.B. mit Systemischer Aufstellung, NLP (Neurolinguistisches Programmieren) oder der TA (Transaktionsanalyse). Hier geht es um nichts weniger als um einen Quantensprung im Coaching und der lässt sich an glasklaren Ergebnissen ablesen. Und welcher Unternehmensbereich ist am meisten auf messbare Erfolge angewiesen?

Der Vertrieb.

Doch lesen Sie selbst:

Erfahrungsbericht 1: Vertriebscoaching

Eine Bank beauftragte mich, mit 13 Mitarbeiter/innen ein Vertriebscoaching durchzuführen. Ziel war es, die Vertriebsergebnisse nachweislich messbar zu steigern, abzulesen an den Provisionserträgen, die die Mitarbeiter/innen während des Coachings generieren sollten.

Das Coaching wurde über einen Zeitraum von 8 Monaten durchgeführt. Alle Mitarbeiter/innen erhielten einmal pro Monat ein Coaching über ca. 1,5 Stunden. Und alle wurden zu Beginn befragt, ob sie auch mit einem Mentaltraining bzw. Mentalcoaching einverstanden wären. Die Zustimmung für ein solches Coaching/Training wurde von allen Teilnehmer/innen erteilt.

Das Gesamtergebnis der Mitarbeiter/innen konnte in Bezug zum Vergleichszeitraum des Vorjahres um 50,20% gesteigert werden, lediglich bei einem Teilnehmer konnte keine nennenswerte Verbesserung erzielt werden. Zwei der Coachees (so die Bezeichnung für Menschen, die an einem Coaching teilnehmen) konnten ihre Ergebnisse um mehr als 100% steigern, drei Coachees um mehr als 50%. Die Ergebnisse wurden evaluiert, die Zahlen lieferte die Abteilung Controlling, so dass „Schönreden", „Schönschreiben" oder „Schöninterpretieren" ausgeschlossen war.

Aus dem gleichen Hause ist bereits der nächste Coaching-Auftrag erteilt worden. Er wird mit 14 Teilnehmer/innen durchgeführt, wobei betont werden muss, dass sich sämtliche Teilnehmer/innen freiwillig für dieses Coaching angemeldet haben und nicht alle Interessenten/innen wegen Kapazitätsmangels berücksichtigt werden konnten (Warteliste).

Hätte ich vor 20 Jahren in einer Bank mit einer Methode wie der systemischen Organisationsaufstellung arbeiten wollen, wäre ich in den allermeisten Fällen hochkant herausgeflogen oder man hätte mich ausgelacht. Heute sind Seminare in systemischer Organisationsaufstellung längst keine Seltenheit mehr: Die genossenschaftliche Führungsakademie in Montabaur bietet z.B. bereits seit mehreren Jahren solche Seminare an und bekanntermaßen zählt die Methode auch zum Portfolio der Unternehmensberater von Roland Berger. Was die Entwicklung von CQM betrifft, befinden wir uns momentan vielleicht in einer vergleichbaren Situation, wie die der systemischen Organisationsaufstellung vor mehr als 20 Jahren: Viele sind skeptisch, manche lächeln darüber, aber es gibt schon die ersten Unternehmer/innen, die diese Methode anwenden und von den Ergebnissen und Erfolgen überrascht, verblüfft und begeistert sind.

Lassen Sie mich noch von einem weiteren Erlebnis berichten, bei dem ich CQM erfolgreich im Businesskontext eingesetzt habe.

Erfahrungsbericht 2: Führungskräfteentwicklung

Ein Industrieunternehmen erteilte mir den Auftrag, 12 Führungskräfte bei der Vorbereitung und Durchführung von Mitarbeiterjahresgesprächen zu unterstützen.

Vorausgegangen war eine Beurteilung dieser Führungskräfte durch ihre Mitarbeiter/innen, bei der sie allesamt unterdurchschnittlich abschnitten. Daraufhin hatten 3 Führungskräfte darum gebeten, die

Führungsaufgaben ganz abgeben zu wollen und in die Sachbearbeitung zu wechseln. Weitere vier Führungskräfte wollten das eigene Team nicht mehr führen und baten um neue Führungsaufgaben. Nach einem 4-monatigen Coaching (pro Teilnehmer/in und pro Monat ca. 3 Stunden Coaching) mit den entsprechenden Korrekturen (auch in diesem Fall wurden die Coachees zuvor befragt, ob beim Coaching auch mentale Techniken eingesetzt werden dürften), hatte sich das Bild völlig gewandelt: Es entstanden nicht nur neue Motivation und ein anderes Verständnis für die eigenen Aufgaben, auch die Mitarbeiter/innen der betreffenden Führungskräfte meldeten Erfolgsberichte bezüglich der Zusammenarbeit zurück – teils angenehm überrascht, teils erfreut, teils noch skeptisch abwartend.

Manager/innen und Führungskräfte in Unternehmen sind nicht immer besonders aufgeschlossen, wenn es darum geht, neuartige und/oder unbekannte Methoden in der Personalentwicklung oder im Management anzuwenden. Noch dazu, wenn das einzige, was diese Methode hör- und sichtbar macht, sich aus schwer nachvollziehbaren (doch zugegebenermaßen beeindruckenden) Analysen verbunden mit dem Wort „Korrektur" zusammenzusetzen scheint. Es gibt außerdem eine ganze Reihe von Methoden, die ineffizienter sind und noch nicht einmal im Entferntesten die Ergebnisse erbringen, wie dies bei CQM der Fall ist, die dafür aber wesentlich spektakulärer und effektvoller inszeniert werden können.

Dies war für mich Ansporn und Herausforderung zugleich, mit CQM auch in der doch eher konservativen Businesswelt zu arbeiten. Ich wollte meine eigenen positiven Erfahrungen und Kenntnisse in die Geschäftswelt tragen und Pionierarbeit leisten.

Wie funktioniert nun CQM im Business?

„Ähnlich, wie CQM sonst auch funktioniert", würden erfahrene CQM Anwender darauf antworten. „Ähnlich, wie ein Coaching sonst auch funktioniert", würden erfahrene CQM Master Coaches darauf antworten. Denn eine besondere Bedeutung kommt auch hier der Zielformulierung zu.

„Das Geschäft soll künftig besser laufen" als Ziel formuliert, bietet weder eine Orientierung, noch Motivation oder eignet sich gar für eine objektive Erfolgskontrolle. Es ist deshalb unerlässlich, möglichst nachvollziehbare und messbare Ziele zu formulieren. Ebenso wichtig ist es, das Ziel möglichst selbst erreichen zu können.

Somit unterscheidet sich CQM schon hier von vielen pseudowissenschaftlich-semiesoterischen Techniken, denn eine Zielformulierung wie „es soll alles gut werden, das Geschäft von selbst laufen und die Kunden sollen einfach kommen, das Universum wird schon dafür sorgen", ist bei der Arbeit mit CQM wenig hilfreich.

Mit CQM im Business zu arbeiten bedeutet, das Zusammenspiel von geistiger und materieller Welt, von Mitarbeitern und Waren oder Dienstleistungen immer besser zu verstehen, geistige Kräfte Tag für Tag effizienter zu nutzen und das Vertrauen in die eigene Wahrnehmung und Intuition zu vertiefen. Energetische Ursachen von Problemen aller Art werden systematisch gesucht, aufgefunden und durch mentale Korrekturen gelöst.

Oberstes Prinzip dabei sind Neutralität und Offenheit in der eigenen Haltung: Ein und dasselbe Problem kann bei verschiedenen Menschen durch völlig unterschiedliche Ursachen oder energetische Schwächen entstanden sein. Ein Beispiel: Zwei Teamleiter sind nicht in der Lage, ihre Mitarbeiter/innen erfolgreich zu führen. Doch während die Ursache bei dem einen darin zu suchen ist, dass er selbst vor vielen Jahren ein traumatisches Erlebnis mit seiner eigenen

Führungskraft hatte, leidet der andere immer wieder unter seiner Angst, vor mehreren Menschen zu sprechen, die ihm zuhören.

Es ist daher unbedingt nötig, herauszufinden, welche individuellen Schwächen zum jeweiligen Nicht-Erfolg geführt haben. *Die Korrektur, also die Umwandlung der gefundenen energetischen Schwächen in energetische Stärken, wird dann durch klar fokussierte Gedanken erzielt.*

Es gibt nach den bisher gemachten Erfahrungen kaum einen Unternehmensbereich, der sich nicht mit CQM positiver gestalten ließe. Selbst bei der Entwicklung von Soft Skills, den sozialen Kompetenzen, können schon innerhalb kürzester Zeit wahrnehmbare Entwicklungsschritte für alle Beteiligten festgestellt werden: Verschlossene Mitarbeiter trauen sich plötzlich, mit ihren Teamkollegen zu kommunizieren. Vormals „graue Mäuse" entwickeln mit einem Mal Selbstvertrauen, übernehmen Verantwortung und werden zu echten Leistungsträgern im Unternehmen. Und Führungskräfte, die bis dato eher „harmoniesüchtig" agierten, gehen jetzt auch mal auf Konfrontation.

Ich empfehle jedoch: Bevor Sie diese Methode als Coach im Businesskontext anwenden, probieren Sie sie bei sich selbst aus. Denn CQM lernt man nur durchs Tun und die besten Voraussetzungen für das Erlernen sind, wie ich schon sagte, eine neutrale Geisteshaltung gepaart mit einer guten Portion spielerischer Neugier. Je mehr Menschen diese Methode offen und neugierig in ihrem beruflichen Alltag einsetzen, umso wahrscheinlicher wird es, dass CQM zu einem wichtigen Baustein aller beruflichen Fort- und Weiterbildungsmaßnahmen werden wird.

Verkaufsgespräche führen, Besprechungen moderieren, Teams harmonisch zusammenführen, Projekte managen, gelassen mit Stress umgehen, beraten und akquirieren ... Die Liste der möglichen Einsatzgebiete ist endlos. Und dabei haben wir die positive Wirkung auf Motivation und Gesundheit noch gar nicht genannt: weniger krankheits- und stressbedingte Ausfallzeiten, ein höherer Motivationsgrad und bessere Ergebnisse. Welcher Unternehmer würde sich das nicht wünschen?

Gerade in Zeiten, in denen die Arbeitsdichte und der Druck für die einzelnen Mitarbeiter zunehmen, brauchen wir neue Ideen und Konzepte für die persönliche Entwicklung eben dieser Mitarbeiter. CQM macht hier ein sehr erfolgversprechendes Angebot.

Thomas

Dank

Mein Dank geht an alle Menschen, die mich in meinem Leben begleitet und dazu beigetragen haben, dass alles so verlaufen ist, wie es ist, sodass Sie heute dieses Buch in den Händen halten. Ich danke also auch Ihnen, liebe Leserin und lieber Leser.

Ganz besonders danke ich all denen, die mich im Laufe meines Lebens an meinem Verstand haben zweifeln lassen und mich immer wieder in meiner Neutralität gefordert haben. Mir gehen dabei ganz viele Menschen durch den Kopf, die meine Sichtweise der Welt und mein ganzes Dasein auf die unterschiedlichste Weise entscheidend geprägt haben. Ihnen allen gilt mein Dank:

Der Nachbarin meiner Eltern, die nachts immer hinterm Vorhang stand und beobachtet hat, wer mich um welche Uhrzeit nach Hause gebracht hat, um später bereitwillig überall zu erzählen, was ich mit dem jeweiligen Begleiter gesprochen habe. Sie hat wesentlich dazu beigetragen, dass ich mich in die Welt hinausbegeben habe, um andere Städte, Länder und Menschen kennenzulernen.

Meinem Lehrmeister Helmut Pecher, der mich während meiner Ausbildung zur Schriftsetzerin immer wieder dazu angehalten hat, mich in die Schuhe meiner Kunden, meines Chefs und der anderen Mitarbeiter zu stellen, um auch deren Sichtweisen einzunehmen. Das hat meinen Ehrgeiz herausgefordert und meine Weltsicht aufgebohrt.

Meinem Professor Lichtenau, dessen militärischer Befehl: „Sie haben zwei Minuten, was ist Ihr Problem?" mich gelehrt hat, schnell, präzise und eindeutig zu sein sowie mit den daraus entstehenden Konsequenzen klarzukommen.

Meinem ersten Chef nach dem Studium, Manfred Uhl, der mich gelehrt hat, dass 95% aller Erfolge sich aus Disziplin, Disziplin, Disziplin und praktischem Tun zusammensetzen und nur zu 5% aus Kreativität. Auch samstags und nach 20 Uhr.

Meinem Chef aus der Münchner Zeit, Siegfried Emmer, der meinen teilweise vorlauten Forderungen und pionierhaften Höhenflügen mit dem Satz begegnete: „Haben wir das schon reinverdient?" und mich auf den Boden der Tatsachen bzw. seines Buchhalterbüros zurückholte, um die irdischen Rahmenbedingungen nicht aus den Augen zu verlieren und damit Spaß zu haben.

Allen Kollegen in allen Tätigkeitsfeldern der Medien- und Softwareindustrie, die oft meinen Rat gesucht und mir immer viel Respekt, Unterstützung und manchmal auch niederschmetternde Kritik und unverrückbare Widerstände entgegenbrachten. Ihr habt mir ein großes Übungslabor geboten, um zu wachsen, Flexibilität zu zeigen und mehr von meinem Potenzial zu erforschen.

Allen Freunden und Bekannten, die nächtelang mit mir über das Leben und Sterben diskutiert haben und mir so die Relativitätstheorie alltagstauglich gemacht haben. Nichts ist absolut.

Und ich danke meiner Schwester Christina, ohne deren praktische und moralische Unterstützung, ihren Einfallsreichtum, ihre Flexibilität und ihren Pragmatismus CQM nicht den Weg in ihren Haushalt und in die Welt gefunden hätte. Sie hatte die Organisation in die Hand genommen und auf ihrem Dachboden kurzerhand das erste HyperVoyager-Büro eröffnet.

Meinem Team und allen meinen Assistenten bei HyperVoyager danke ich, die hinter den Kulissen arbeiten und damit alles möglich machen, was vor den Kulissen passiert.

Und ganz besonders Karen Christine Angermayer, die aus der Fülle des Materials eine lesbare Form gemacht hat.

Darüber hinaus danke ich allen, allen, allen, allen, allen, allen, allen, die CQM durch ihr Engagement, ihre Veranstaltungen und die Betreuung der CQM Praxisgruppen verbreitet haben und weiter verbreiten und dadurch dazu beitragen, dass immer mehr Menschen in die Leichtigkeit des Seins kommen. Die namentliche Aufzählung würde viele Seiten füllen.

Und zuletzt wie zuerst, hier schließt sich ein Kreis, danke ich meinem geliebten Ehemann Michael, der mich seit vielen Jahren inspiriert, motiviert, unterstützt, mir den Rücken und die Bühne frei hält und mich mit seiner Liebe verwöhnt.

Weiterführende Literatur

Aïvanhov, Omraam Mikhaël: Die Kraft der Gedanken. Prosveta Verlag, 1986.

Backster, Cleve: Primary Perception: Biocommunication with Plants, Living Foods and Human Cells. White Rose Press, 2003.

Bardon, Franz: Der Weg zum wahren Adepten. Rüggeberg Verlag, 2008.

Becker, Robert. O.; Selden, Gary: The Body Electric Electromagnetism and the Foundation of Life. William Morrow and Company, 1985.

Begley, Sharon: Neue Gedanken, neues Gehirn. Die Wissenschaft der Neuroplastizität beweist, wie unser Bewusstsein das Gehirn verändert. Goldmann Arkana Verlag, 2007.

Bischof, Marco: Biophotonen. Das Licht in unseren Zellen. Zweitausendeins Verlag, 2002.

Braden, Gregg: Der God Code. Das Geheimnis in unseren Zellen. KOHA Verlag, 2004.

Braden, Gregg: Der Realitätscode. Wie Sie Ihre Wirklichkeit verändern können. KOHA Verlag, 2008.

Braden, Gregg: Im Einklang mit der göttlichen Matrix. Wie wir mit Allem verbunden sind. KOHA Verlag, 2007.

Broers, Dr. Dieter: (R)Evolution 2012. Warum die Menschheit vor einem Evolutionssprung steht. Scorpio Verlag, 2009.

Carnegie, Dale: Sorge dich nicht, lebe! Fischer Taschenbuch Verlag, 2003.

Childre, Doc; Rozman, Deborah; Seidel, Isolde: Stressfrei mit Herzintelligenz®. Gelassen und voller Energie in fünf Schritten. VAK Verlag, 2010.

Dürr, Hans-Peter: Wir erleben mehr als wir begreifen. Quantenphysik und Lebensfragen. Herder Verlag, 2007.

Eden, Donna; Feinstein, David: Energy Medicine. Jeremy P. Tarcher / Putnam, 1998.

Ekman, Paul: Emotions Revealed. Henry Holt and Company, 2003.

Ferzak, Franz: Karl Freiherr von Reichenbach. Franz Ferzak World and Space Publications, 1987.

Ferzak, Franz: Wilhelm Reich. Ein außerirdischer Österreicher, der vom CIA ermordet wurde. Michaels-Verlag, 1991.

Fosar, Grazyna; Bludorf, Franz: Der Geist hat keine Firewall, Lotos Verlag, 2009.

Gerber, Richard: Vibrational Medicine. The #1 Handbook of Subtle-Energy Therapies. M.D. Bear & Company, 2001.

Goldman, Burt: The Power of Self Mind Control. October75 Publishing, 2003.

Gribbin, John: Auf der Suche nach Schrödingers Katze. Piper Verlag, 2009.

Hawkins, David R.: Die Ebenen des Bewusstseins. Von der Kraft, die wir ausstrahlen. VAK Verlag, 2008.

Helmrich, Hermann E.: Eine Studie über die hermetische Philosophie des alten Ägyptens und Griechenlands. Aurinia Verlag, 2009.

Hill, Napoleon: Denke nach und werde reich. Ariston Verlag, 2006.

Izzo, John: Die fünf Geheimnisse, die Sie entdecken sollten, bevor Sie sterben. Riemann Verlag, 2008.

Katie, Byron: Lieben was ist. Goldmann Arkana Verlag, 2002.

Knapp, Natalie: Anders denken lernen. Von Platon über Einstein zur Quantenphysik. Oneness Center Publishing, 2008.

Lindgren, Astrid: Pippi Langstrumpf. Oetinger Verlag, 1978

Lipton, Bruce: Intelligente Zellen. Wie Erfahrungen unsere Gene steuern. KOHA Verlag, 2006.

Lipton, Bruce: Spontane Evolution. Wege zum Menschen. KOHA Verlag, 2010.

McMoneagle, Joseph: Mind Trek. Exploring Consciousness, Time and Space Through Remote Viewing. Hampton Roads Pub. Co. Inc., 2005.

McMoneagle, Joseph: The Ultimate Time Machine. A Remote Viewer´s Perception of Time, and Predictions for the New Millenium. Hampton Roads Pub. Co. Inc., 1998.

Moody, Dr. Raymond A.: Leben nach dem Tod. rororo Verlag, 2001.

Morehouse, David: Im Tunnel der Zeit. Der erschütternde Bericht eines amerikanischen Offiziers über seine Zeitreisen im Auftrag des CIA. Bastei Lübbe Verlag, 1998.

Morpheus: Matrix Code. Trinity Verlag, 2007.

Morpheus: Die Realitätenmacher. Trinity Verlag, 2005.

Nadeen, Satyam: Von der Zwiebel zur Perle. J. Kamphausen Verlag, 1998.

Ostrander, Sheila; Schroeder, Lynn: Psychic Discoveries Behind The Iron Curtain. Marlowe & Company, 1997.

Redfield, James: Die Prophezeiungen von Celestine. Ein Abenteuer. Heyne Verlag, 1993.

Robbins, Anthony: Das Robbins Power Prinzip. Wie Sie Ihre wahren inneren Kräfte sofort einsetzen. Heyne Verlag, 1995.

Schnabel, Jim: Remote Viewers. The Secret History of America´s Psychic Spies. Dell Publishing, 1997.

Senf, Bernd: Die Wiederentdeckung des Lebendigen. Omega Verlag, 2003.

Sheldrake, Rupert: Das schöpferische Universum. Die Theorie des morphogenetischen Feldes. Ullstein Verlag, 2009.

Silva, José; Miele, Philip: Silva Mind Control. Steigerung der Kreativität und Leistungsfähigkeit des menschlichen Geistes. Ullstein Verlag, 2004.

Sinclair, Upton: Mental Radio. Studies in Consciousness. Forgotten Books, 2008.

Spalding, Baird T.: Leben und Lehren der Meister des Fernen Ostens. Schirner Verlag, 2004.

Swann, Ingo: Der sechste Sinn. Entdecken Sie Ihre außersinnlichen Fähigkeiten. Bauer Verlag, 2000.

Targ, Russel; Puthoff, Hal: Jeder hat den 6. Sinn. Neue Ergebnisse über die psychischen Fähigkeiten des Menschen. Kiepenheuer & Witsch, 1977.

Warnke, Ulrich: Die geheime Macht der Psyche – Quantenphilosophie, die Renaissance der Urmedizin. Popular Academic Verlagsgesellschaft, 1999.

Wenger, Ph.D. Win; Poe, Richard: The Einstein Factor. VAK Verlag, 2004.

Website des Institute of HeartMath: www.heartmath.org

Wolf, Fred Alan: Der Quantensprung ist keine Hexerei. Die neue Physik für Einsteiger. Fischer Taschenbuch Verlag, 1992.

Sehenswerte Filme

Das Beste kommt zum Schluss. Regie: Rob Reiner. Mit Jack Nicholson und Morgan Freeman. 2008.

What the Bleep do we (k)now? (deutscher Titel: **Ich weiß, dass ich nichts weiß!**). Regie: Mark Vicente, Betsy Chasse, William Arntz, Mit Marlee Matlin, Elaine Hendrix, John Ross Bowie. 2006.

Wie wir werden, was wir sind. Eltern sind wichtiger als Gene – wie unser Bewusstsein das Wesen unserer Kinder bestimmt. Bruce Lipton, KOHA Verlag, 2009.

Veranstaltungen mit Gabriele Eckert

Gabriele Eckert lehrt die Chinesische Quantum Methode seit 2003 in Deutschland, Österreich, der Schweiz und vielen weiteren Ländern im europäischen Raum.

Die aktuellen Termine und Veranstaltungsorte ihrer Erlebnisabende und Seminare finden Sie im Internet unter:

www.chinesische-quantum-methode.de

Möchten Sie Gabriele Eckert für eine Ihrer Veranstaltungen buchen, richten Sie Ihre Anfrage bitte an:

HyperVoyager GmbH & Co. KG
Tel: 07143 / 96 18 59-0
Fax: 07143 / 96 18 59-9
E-Mail: info@hypervoyager.de
Homepage: www.hypervoyager.de

Hier erhalten Sie auch die CDs zum Symposium und die DVD „Die Wirkung von CQM, sichtbar gemacht durch die Biophotonenkamera".

Weil die Seele sich freut

Geschichten aus der Welt der Chinesischen Quantum Methode

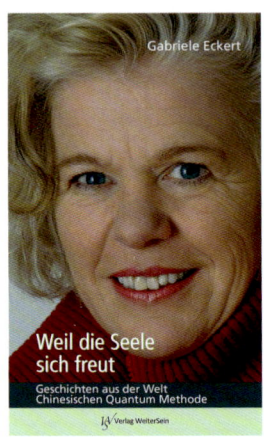

Gabriele Eckert
Weil die Seele sich freut
Verlag WeiterSein
ISBN 978-3-942534-02-4
Hardcover
Euro (D) 6,95
Erscheinungstermin:
Juni 2012

In über 1000 Veranstaltungen hat Gabriele Eckert erstaunliche und oft an Wunder grenzende Veränderungen erlebt. Um auch Sie an den Resultaten der Chinesischen Quantum Methode teilhaben zu lassen und Ihnen eine Vorstellung von den Möglichkeiten dieser Methode zu vermitteln, hat die Begründerin von CQM einige der schönsten und emotionalsten Geschichten in diesem kleinen Büchlein zusammengefasst.

Die spannenden Erzählungen beruhen alle auf wahren Begebenheiten und zeigen einen kleinen Einblick in das Leben und die Veränderungen einiger Personen, denen Gabriele Eckert in den letzten 10 Jahren begegnet ist.

Durchzug

Die unbewussten Faktoren der Kommunikation und wie man sie nutzt.

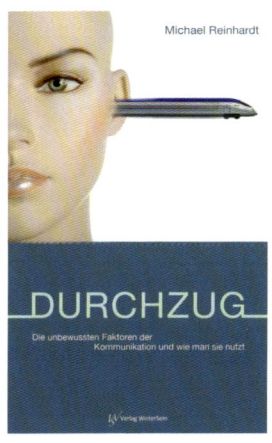

Michael Reinhardt
Durchzug
Verlag WeiterSein
ISBN 978-3-942534-01-7
Taschenbuch
Euro (D) 8,95
Erscheinungstermin:
Juni 2012

Haben Sie auch schon einmal beobachtet, wie unterschiedlich ein und dieselbe Aussage von Personen aufgenommen wird? Würden Sie auch gerne wissen, wovon die Reaktion abhängt und wie Sie diese mit Ihrer Kommunikation beeinflussen können?

Dieses Buch beschäftigt sich mit den unbewussten Faktoren der Kommunikation. Es zeigt, wie man sie erkennen und beeinflussen kann. Denn eine erfolgreiche Kommunikation geht weit über die Worte, die Stimme und die Gestik hinaus. Durch das Erkennen der unbewussten Faktoren – wie Beziehungsgeflecht, Charakterstruktur und die eigenen Glaubenssätze – können Sie Ihre Kommunikation, sowohl im Geschäftsleben als auch im privaten Bereich, deutlich verbessern und dadurch ein viel entspannteres Miteinander erleben.

Erfolg 2.0

Der Faktor (Un)Bewusstsein und CQM

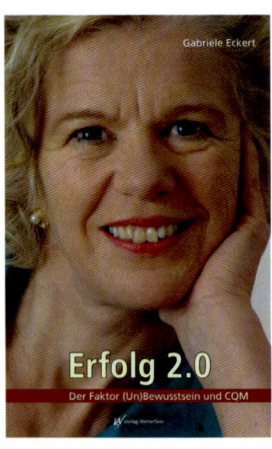

Gabriele Eckert
Erfolg 2.0
Verlag WeiterSein
ISBN 978-3-942534-03-1
Hardcover
Euro (D) 18,95
Erscheinungstermin:
Herbst 2012

Wie werden Sie erfolgreicher? Die meisten Menschen glauben, dass Erfolg automatisch mehr Training, mehr Erfahrung, mehr Anstrengung, mehr Talent und mehr Vorbereitung bedeutet. Die Vorstellung, dass jeder von uns noch viel erfolgreicher werden kann, indem die unbewussten Erfolgsverhinderer identifiziert und aufgelöst werden, ist bislang viel zu wenig verbreitet.

Aber was sind die unbewussten Erfolgsverhinderer eigentlich? Dazu gehören Glaubenssätze, Traumata, Ängste, verdrängte Erlebnisse, Konflikte und vieles mehr. Die Identifizierung und Auflösung dieser Faktoren führt oft zu erstaunlichen Resultaten. Gabriele Eckert beschreibt an erlebten Fallbeispielen, welche Erfolge sich durch die Anwendung der Chinesischen Quantum Methode im Business- und Persönlichkeitscoaching erzielen lassen..